U0348734

中国医学临床百家

毛 颖 / 著

胶质瘤

毛 颖 2021 观点

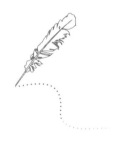

科学技术文献出版社

SCIENTIFIC AND TECHNICAL DOCUMENTATION PRESS

·北京·

图书在版编目（CIP）数据

胶质瘤毛颖2021观点 / 毛颖著. —北京：科学技术文献出版社，2021.3
ISBN 978-7-5189-7615-7

Ⅰ．①胶… Ⅱ．①毛… Ⅲ．①神经胶质瘤—诊疗 Ⅳ．① R730.264

中国版本图书馆 CIP 数据核字（2020）第 267950 号

胶质瘤毛颖2021观点

策划编辑：帅莎莎　　责任编辑：帅莎莎　　责任校对：王瑞瑞　　责任出版：张志平

出　版　者	科学技术文献出版社
地　　　址	北京市复兴路15号　邮编　100038
编　务　部	（010）58882938，58882087（传真）
发　行　部	（010）58882868，58882870（传真）
邮　购　部	（010）58882873
官　方　网　址	www.stdp.com.cn
发　行　者	科学技术文献出版社发行　全国各地新华书店经销
印　刷　者	北京地大彩印有限公司
版　　　次	2021 年 3 月第 1 版　2021 年 3 月第 1 次印刷
开　　　本	710×1000　1/16
字　　　数	156千
印　　　张	17.5　彩插2面
书　　　号	ISBN 978-7-5189-7615-7
定　　　价	128.00元

序一
Preface

韩启德

欧洲文艺复兴后，以维萨利发表《人体构造》为标志，现代医学不断发展，特别是从19世纪末开始，随着科学技术成果大量应用于医学，现代医学发展日新月异，发生了根本性的变化。

在过去的一个世纪里，我国现代化进程加快，现代医学也急起直追。但由于启程晚，经济社会发展落后，在相当长的时期里，我国的现代医学远远落后于发达国家。记得20世纪50年代，我虽然生活在上海这个最发达的城市里，但是母亲做子宫切除术还要到全市最高级的医院才能完成；我患猩红热继发严重风湿性心包炎，只在最严重昏迷时用过一点青霉素。20世纪60—70年代，我从上海第一医学院毕业后到陕西农村基层工作，在很多时候还只能靠"一根针，一把草"治病。但是改革开放仅仅40多年，我国现代医学的发展水平已经接近发达国家。可以说，世界上所有先进的诊疗方法，中国的医生都能做，有的还做得更好。更为可喜的是，近年来我国医学界开始取得越来越多的原创性成果，在某些点上已经处于世界领先地位。中国医生已经不再盲从发达国家的疾病诊疗指南，而能根据我们自己的经验和发现，根据我国自己的实际情况制定临床标准和规范。我们越来越有自己的东西了。

要把我们"自己的东西"扩展开来，要获得越来越多"自己的东西"，就必须加强学术交流。我们一直非常重视与国外的学术交流，第一时间掌握国外学术动向，越来越多地参与国际学术会议，有了"自己的东西"也总是要在国外著名刊物去发表。但与此同时，我们更需要重视国内的学术交流，第一时间把自己的创新成果和可贵的经验传播给国内同行，不仅为加强学术互动，促进学术发展，更为学术成果的推广和应用，推动我国医学事业发展。

我国医学发展很不平衡，经济发达地区与落后地区之间差别巨大，先进医疗技术往往只有在大城市、大医院才能开展。在这种情况下，更需要采取有效方式，把现代医学的最新进展以及我国自己的研究成果和先进经验广泛传播开去。

基于以上考虑，科学技术文献出版社精心策划出版《中国医学临床百家》丛书。每本书涵盖一种或一类疾病，由该疾病领域领军专家撰写，重点介绍学术发展历史和最新研究进展，并提供具体临床实践指导。临床疾病上千种，丛书拟以每年百种以上规模持续出版，高时效性地整体展示我国临床研究和实践的最高水平，不能不说是一个重大和艰难的任务。

我浏览了丛书中已经完稿的几本书，感觉都写得很好，既全面阐述有关疾病的基本知识及其来龙去脉，又介绍疾病的最新进展，包括笔者本人及其团队的创新性观点和临床经验，学风严谨，内容深入浅出。相信每一本都保持这样质量的书定会受到医学界的欢迎，成为我国又一项成功的优秀出版工程。

《中国医学临床百家》丛书出版工程的启动，是我国现代医学百年进步的标志，也必将对我国临床医学发展起到积极的推动作用。衷心希望《中国医学临床百家》丛书的出版取得圆满成功！

　　是为序。

序二
Preface

周良辅

2014 年，全国肿瘤登记中心公布了 2010 年中国人体 10 大致死肿瘤，其中脑肿瘤位列第 9 位。上海市疾病防治中心公布的数据显示：脑肿瘤发病率为（7 ~ 8）/10 万，高于全国发病率（5/10 万）；在病死率中脑肿瘤居第 8（女性）位和第 9（男性）位。而在脑肿瘤中，胶质瘤发病率占

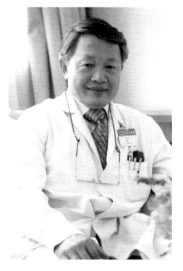

第 1 位，可见脑胶质瘤是我们面临的巨大挑战。

虽然脑胶质瘤被发现已有百余年，现代科学也取得了巨大进步，但是脑胶质瘤，特别是恶性者，目前仍不能根治。

尽管如此，近年来通过人们不懈的努力，脑胶质瘤的诊断和治疗还是取得了长足的进步，这得益于神经影像学、麻醉学、外科治疗、放射治疗、化学治疗，以及分子生物学等知识和技术的进步。当前，脑胶质瘤的标准治疗是包括外科手术、放射治疗和化学治疗的综合性治疗。由于诊疗技术的进步，脑胶质瘤外科手术的病死率已由 20 世纪 50 年代的近 50%，逐渐下降到 21 世纪初的 1% ~ 2%，在复旦大学附属华山医院神经外科其病死率现已接近零。由于脑胶质瘤呈浸润性生长，当肿瘤毗邻或累及神经结构时，即使应用手术显微镜，也不可能既安全切除肿瘤，又不损伤神经结构。现在，借助于特殊神经影像、神经导航 [包括术中磁共振成像（magnetic resonance imaging，MRI）]、术中电生理监测等技术，神经外科医师不仅可以最大限度地安全切除肿瘤，而且可以最大限度地保护神经结构，从而提高患者的生存质量、延长患者的生存期。现在的术后放疗和化疗技术也今非昔比。过去损伤大的全脑放疗已被适形调强的局部放疗取代，即可根据肿瘤的大小、部位、形态、与重要功能结构的关系，精心设计放射剂量分布,准确地照射肿瘤及保护正常组织。而化疗（如替莫唑胺）与放疗同步应用和放疗后追加数个疗程化疗，是另一进步。目前，可根据生物靶标，对不同患者进行选择性化疗，既可有的放矢，提高疗效；又可避免盲目用药，减少损害。

近 20 年来，分子生物学的进步对脑胶质瘤的研究和诊治产生了深远的影响，择要如下。

脑胶质瘤的分类：脑胶质瘤的分类已从单纯的组织形态学发展到组织形态学与分子生物学相结合。由于脑胶质瘤内细胞的异质性，加之不同类型胶质瘤的形态可相互重叠，因此，传统的组织形态诊断不仅不全面，而且不能反映肿瘤的生物学特性。如同样是低级别胶质瘤（low-grade glioma，LGG），有的患者可长期生存；而有的却迅速恶化，如同高级别胶质瘤（high-grade glioma，HGG）的多形性胶质母细胞瘤（glioblastoma multiforme,GBM）一样。目前的研究发现，前者多有异柠檬酸脱氢酶 1（isocitrate dehydrogenase 1，IDH1）或 IDH2 的突变、染色体 1p/19q 杂合性丢失、*TERT* 启动子突变或 *IDH* 突变、*TP53* 突变和 *ATRX* 突变；后者则见 IDH 野生型。这说明肿瘤的异常生物学行为可通过检测生物标志物来发现。

早期诊断和治疗：大量的生物学和临床研究显示，脑胶质瘤的发生、发展涉及多基因、多步骤,以及它们的累积效应。目前的研究发现,*IDH1/IDH2* 突变见于大多数 LGG,提示它是胶质瘤发生的早期生物学事件。其他基因改变则发生在胶质瘤的发展过程中。例如,1p/19q 杂合性丢失见于少突胶质细胞瘤或少突星形细胞瘤,*TP53* 突变和 17p 丢失见于星形细胞瘤。9p 丢失和 RB1 通路异常均见于间变少突胶质细胞瘤、间变星形细胞瘤和间变少突星形细胞瘤。10q 和 19q 丢失则分别见于间变少突胶质细胞瘤和间变星形细胞瘤。我们的课题组发现,偶然发现的 LGG 不仅瘤小、多位于非功能区和额叶,且多有 *IDH* 突变和 1p/19q 丢失。肿瘤切除后,10 年总生存期(overall survival,OS)见于 74.3% 的患者。因此,我们认为偶然发现的 LGG 属早期胶质瘤,通过 MRI 等检查可早期发现。对这些肿瘤不应等待和观望,因为一旦肿瘤增大或出现症状再手术,不仅难以全部切除,而且肿瘤易发生恶变。

脑胶质瘤的治疗从盲目乐观到理性思考:继人类基因组(2001 年)和胶质母细胞瘤基因组(2008 年)问世后,一些政治家和科学家乐观地预言——攻克脑胶质瘤指日可待,但实际上仍遥遥无期,深入的研究和发现使人们从浮躁心态变成冷静思考。有识之士指出，人类基因约 2 万个，相应的蛋白质却超过 50 万个（相差 25 倍）。从基因转录为 mRNA，再从 mRNA 翻译为蛋白质，暂不计其间的复杂性和多变性，仅蛋白质要表达其功能，起码要经"6 化"的修饰：磷酸化、泛素化、甲基化、乙酸化、糖基化和亚硝基化。因此，从基因水平寻找蛋白质困难重重。这也是迄今为止基因治疗脑胶质瘤未见临床成功报道的原因。同理，致力于信号通路的研究也不顺利，如曾寄希望的靶向治疗，贝伐珠单抗（Bevacizumab，商品名 Avastin）虽可抑制脑胶质瘤血管的血管内皮生长因子受体（vascular endothelial growth factor receptor，VEGFR），但却激活了瘤细胞原癌基因 *c-met* 表达蛋白 MET；而 MET 磷酸化水平的提高，不仅促使瘤细胞增生和迁移，而且可诱发肿瘤间叶恶变。该机制可解释这一临床现象：应用贝伐珠单抗早期，临床表现和影像学常提示"好转"，但很快病情急转直下。可见，我们还未找到脑胶质瘤的关键基因和关键信号通路（如果它们存在的话）。值得庆幸的是，现在的研究模式已从用实验室研究来证实假说，转变为先收集大量数据（实验室和临床的），再从中寻找生物学规律的全新时代。

免疫治疗和其他：由于脑胶质瘤的标准治疗效果不理想，加之基因和靶向治疗仍难奏效，因此即使花很大代价，GBM患者的 5 年 OS 仍不到 10%。近年来免疫治疗受到重视，理由如下：胶质瘤的异质性，不同克隆细胞并存，且有不同的信号通路；各种化疗包括酪氨酸激酶抑制剂、基于抗体或基于 RNA 的治疗均不能杀灭瘤内的所有细胞群；瘤细胞可通过改变信号通路等产生对药物的耐受性或抵抗性，最终使它们失效。虽然肿瘤异质性也会影响免疫治疗，但是疫苗可通过改变或提高机体的免疫功能对抗肿瘤，通过激活多个特异免疫反应，以杀灭瘤细胞。因此，免疫治疗 GBM 展现了诱人的前景。据不完全统计，在美国 Clinical Trial 网站注册的 DC疫苗治疗 GBM，已完成临床Ⅰ、Ⅱ期试验 13 项，以及在研究的Ⅰ～Ⅲ期试验 14 项，均显示毒副反应轻或少，患者无进展生存期（progression free survival，PFS）和 OS 有不同程度的延长。另外，一种新颖的物理疗法——肿瘤治疗场（tumor treating fields，TTF），又称交流电场（ac electric fields，AEF）被用来治疗 GBM。2011 年，美国食品药品管理局（Food and Drug Administration，FDA）批准将 TTF 用于复发 GBM 的治疗。近来治疗新发 GBM 的中期报告显示，TTF 联合标准治疗比标准治疗效果更好，PFS 和 OS 分别为 7 个月、4 个月及 21 个月、16 个月，$P < 0.05$。TTF 的治疗原理是通过电场选择性破坏瘤细胞的有丝分裂，使钙网蛋白和高迁移率族蛋白 B1（high-mobility group box1，HMGB1）沉着在细胞膜表面。此种死亡细胞称为免疫源性死亡细胞，可诱发机体的过继免疫反应，杀伤残瘤和肿瘤干细胞。TTF 已被收入 2015 年 10 月发表的美国中枢神经系统肿瘤治疗指南。

综上所述，攻克脑胶质瘤虽然前景光明，但是道路崎岖，任重道远。我们还需加倍努力，再接再厉，并不断总结经验，勇往前进。在此时刻，毛颖教授不失时机，组织复旦大学附属华山医院神经外科有志于脑胶质瘤研究的专家，收集国内外文献，结合自己的经验，编写了《胶质瘤毛颖 2021 观点》。本书参与作者都是活跃于临床一线的青年医师和研究生，他们学术思想活跃，掌握最新科学进展，善于开拓进取。因此，可以说本书既反映了当今脑胶质瘤研究的国内外现状，又反映了复旦大学附属华山医院脑胶质瘤研究的阶段性成果。希望本书的出版能为神经外科医师提供一本有用的参考书，更希望本书能为攻克脑胶质瘤添砖加瓦。

值此新年伊始之际，应主编邀请，欣然命笔，写下上面的读书随感，权以当序。

中国工程院院士

复旦大学神经外科研究所所长

复旦大学附属华山医院神经外科主任

周良辅

作者简介

　　毛颖，医学博士，师从周良辅院士，复旦大学附属华山医院神经外科教授、主任医师，教育部"长江学者"特聘教授，现任复旦大学附属华山医院院长、华山医院神经外科常务副主任。曾于日本大阪市立大学医学部及美国哈佛大学麻省总医院研修脑血管病和颅底外科的临床诊治，并于美国密歇根大学 Crosby 实验室进行脑缺血的博士后研究。

　　现主要从事脑肿瘤、脑血管病的临床和应用基础研究。主要学术业绩：①在国际上率先采用"多影像融合定位"新技术，证实功能神经导航技术可显著提高运动区脑肿瘤手术疗效；②牵头制定我国首个脑胶质瘤诊治指南，发布我国胶质瘤分子诊疗指南，进一步深化胶质瘤个体化治疗的临床应用；③围绕肿瘤干细胞及其微环境中的负性共刺激分子初步阐释胶质瘤的免疫逃逸机制，并成功研发具有自主知识产权的肿瘤干细胞样抗原致敏 DC 疫苗；④在国内率先开展脑血流重建技术，使难治性脑动脉瘤由"不治"变为"可治"。

　　已发表论文 200 余篇，其中 SCI 收录论文 100 余篇，担任主编或副主编出版专著 5 部。以第二和第三完成人获国家科技进步奖二等奖 2 项、省部级奖项 8 项。主持国家杰出青年科学基金（优秀结题）、国家科技支撑计划（"十一五""十二五"攻关计划）及多项国家自然科学基金、省部级基金课题。先后获得"卫生部有突出贡献中青年专家""全国优秀科技工作者"、教育部直属高校"国家百千万人才工程"、上海市"领军人才"、上海市"十大科技精英"、上海市首届青年科技杰出贡献奖等荣誉。

现任中华医学会神经外科学分会副主任委员，中华医学会神经外科学分会脑血管外科学组名誉组长，中国脑胶质瘤协作组组长，中国医师协会神经外科学分会副会长，中国医师协会脑胶质瘤专业委员会副主任委员，中国脑血管病外科专家委员会主任委员，上海医学会神经外科专科分会主任委员，上海市神经科学学会副理事长，上海市抗癌协会副理事长及神经肿瘤专业委员会主任委员。担任 *Neurosurgery* 国际编委及 *World Neurosurgery* 会议主编、《中华神经外科杂志》副总编、《中国临床神经科学》杂志副主编、《中华外科杂志》等 11 本国内权威或核心期刊编委。

前言
Foreword

1986 年，当我刚刚踏进复旦大学上海医科大学的大门，开始我的医学生涯时，我没有想到我会和人体上最精密的器官——大脑打交道。其原因是我一直对人脑心存敬畏：在医学生的课程中，神经科学总是最复杂并有太多的未知领域，投身其中必将穷尽一生去探索，且路途坎坷。但最后我还是选择了挑战，用双手去触摸这个未知的器官，这是神经外科医师的特权。同时，治疗大脑的病变、挽救患者的生命，也成为我一生奋斗的目标。

成为一个神经外科医师后，我更没有想到我会选择脑肿瘤作为我攻关的目标。因为在所有的脑疾病中，脑肿瘤，尤其是脑胶质瘤，总是和预后不佳联系在一起。工作之初，我跟随着我的导师周良辅院士，开始脑血管病的治疗。当我能得心应手地夹闭脑动脉瘤，挽救脑卒中患者的生命时，我开始思考是否接受新的挑战，是否把脑肿瘤，尤其是脑胶质瘤作为工作的新起点，把改善脑胶质瘤患者的生活质量作为自己奋斗一生的目标。

胶质瘤是神经外科最经典的疾病之一，胶质瘤的诊治涉及手术技巧、功能定位、神经影像、综合治疗等多方面。近年来，一些新技术的发展让胶质瘤诊治迈上了一个新的台阶，如多模态影像、术中MRI、术中荧光、术中电生理技术等。最新的分子生物学，包括基因组学、大数据的生物信息学分析等已经冲击了我们一些陈旧的观点，新的分子分型、靶向治疗等已经如火如荼地开展，很多学者也预测，未来的十年内胶质瘤的诊治策略必将有所突破。

我早期一直在从事脑血管病研究，虽然涉猎胶质瘤，但并不深入。因此刚开始时，我背负了很大的压力，发现胶质瘤手术想要做好其实很难。但秉承着"海纳百川、追求卓越"的上海精神和"博学而笃志，切问而近思"的复旦大学校训，同时在周良辅院士的谆谆教诲和鼓励下，我还是开始学习、探索胶质瘤。这些年来，胶质瘤的诊治观念一直在不断更新、变化，以往被奉为金科玉律的一些观点被不断地刷新，如胶质瘤的切除范围、肿瘤周围一些所谓的"哑区"，以及胶质瘤复发后的治疗策略等。这给了我更多创新的机会、更多发挥的余地。同时，我在脑血管病诊治过程中所获得的手术技巧、手术理念等给了我更多在胶质瘤综合治疗中的优势。如今，同时涉及脑肿瘤和脑血管病治疗的经历和技巧，给了我更多的优势和自信。

写书，在我看来是我老师一辈的事，是他们有着丰富的临床经验，是他们丰富的阅历和对疾病的详细了解，才有可能将经验以文字形式留给我们这些学生。因此,开始时我还是非常抵触写书,生怕耽误了别人的时间和期望。但经过和科学技术文献出版社编辑的沟通,我还是比较喜欢这套丛书,喜欢这本书的书名《胶质瘤毛颖2021观点》。一方面它可以反映我近30年对医学生涯的思考;另一方面我感到释然,因为它反映的是我2021年的观点,给了我很多时间和空间的余地,使我可以在今后的工作中有新的发现,并自我修正,也促进我在今后有更多的创新,不辜负大家对我的期望。

由于独特的生长方式及高度异质化的遗传学背景,胶质瘤也一直是基础和临床研究的热门交汇之地。本书汲取了国内外胶质瘤领域研究的最新进展,从胶质瘤的流行病学研究入手,通过分子病理学、基因组学、神经外科新技术(术中MRI、导航等)应用、脑功能保护等角度全面解析胶质瘤目前基础研究和临床治疗的最新成果。同时,倡导胶质瘤MDT建设,加强学科间的交叉融合。本书从多角度阐述胶质瘤,书中病例典型、图文并茂、论点新颖,既有作者长期临床工作和基础研究的积累,又反映了目前国内外在该领域的最新研究成果。相信本书定会为广大胶质瘤领域的研究者们奉上一场学术上的饕餮盛宴,常立于案头,随手翻阅,享受书香之余,望能为读者带来启发。

希望本书同样能为广大临床医师和基础研究工作者更好地理解和把握当前该领域的重要方向提供参考,有所裨益。我科多位青年医师参加了该书的撰写，对他们的辛勤劳动表示感谢。希望在转化医学、精准医学理念的感召下，年轻医师能勇攀高峰、再接再厉，传承老一辈的踏实、勤恳、创新精神，为胶质瘤研究工作添砖加瓦。

在此，我感恩我老师周良辅院士对我的提携及宽容，我感谢我拥有一支优秀的胶质瘤研究团队，他们年纪很轻，充满朝气和求知欲望，通常都是在深夜完成繁重的临床工作后，才能提笔写作，但这些基于临床需求的感悟和认识却常常最接地气。我希望读者能从书中体会到他们的睿智。由于时间仓促，笔者水平有限，同时胶质瘤研究日新月异，疏漏之处在所难免，恳请读者批评、指正。

毛　颖

目　录
Contents

脑胶质瘤的流行病学和致病因素

1. 脑胶质瘤发病率呈上升趋势

中枢神经系统肿瘤是严重威胁人类健康的主要疾患之一。根据美国脑肿瘤注册中心 2013—2017 年的统计结果，脑肿瘤的年发生率为 23.79/10 万，其中恶性脑肿瘤的年发生率为 7.08/10 万，占所有脑肿瘤的 29.80%。最常见的恶性脑肿瘤是胶质母细胞瘤，占脑肿瘤的 14.50%，恶性脑肿瘤的 48.60%。女性脑肿瘤平均每年发病人数（26.31/10 万）略高于男性发病人数（21.09/10 万）。在 15 岁以下的儿童中，脑肿瘤同时是发病率和死亡率最高的一种癌症。2012 年，在全球范围内，每年有超过 25.6 万人被诊断为恶性脑肿瘤，仅占全部恶性肿瘤发病构成的 1.80%，但中国的发病率略高于世界平均水平，占全世界发病数 25.61%。随着工业化、城镇化的不断推进和人口老龄化逐步加剧，脑和中枢神经系统良恶性肿瘤在我国的疾病负担呈不断加重趋势。根据 2019 年发表于《中国肿瘤》的统计显示，2014 年我国脑肿瘤估计新发病例 10.12 万例，其中男性 4.79 万例、女性 5.33 万例；占全部恶性肿瘤发病率的 2.66%，位居恶性肿瘤发病顺位的第 9 位（表1）。脑肿瘤发病率为 7.40/10 万，0 ～ 74 岁累计发病率为 0.58%。在发病率上，女性高于男性，城市高于农村。脑肿瘤估计死亡病例 5.63 万例，其中男性 3.13 万例、女性 2.50 万例，占全部恶性肿瘤死亡数的 2.45%，位居恶性肿瘤死亡顺位的第 8 位。脑肿瘤死亡率为 4.11/10 万，0 ～ 74 岁累积死亡率为 0.31%。在死亡率上，男性高于女性，农村高于城市。1973—2007 年，上海地区原发性中枢神经系统肿瘤的男性和女性患者发病率均呈上升趋势，分别从 3.5/10 万与 3.03/10 万上升至 5.88/10 万与 7/10 万。

表 1　2014 年中国脑和神经系统肿瘤发病率

地区	性别	新发病例数(*10 000)	发病率(1/10⁵)	构成比(%)	中标率(1/10⁵)	世标率(1/10⁵)	累积患病率(%)	TASR35 ～ 64岁(1/10⁵)
全部	总体	10.12	7.40	2.66	5.63	5.55	0.58	9.16
	男性	4.79	6.83	2.27	5.40	5.32	0.54	8.40
	女性	5.33	7.99	3.15	5.86	5.76	0.61	9.95
城市	总体	5.79	7.73	2.56	5.64	5.55	0.58	9.07
	男性	2.67	7.03	2.17	5.33	5.23	0.53	8.20
	女性	3.13	8.45	3.02	5.94	5.85	0.62	9.95
农村	总体	4.33	7.00	2.81	5.63	5.54	0.58	9.28
	男性	2.12	6.61	2.40	5.49	5.44	0.56	8.66
	女性	2.21	7.41	3.37	5.76	5.65	0.60	9.93

注：TASR 为年龄截段标准化发病率（采用世界标准人口年龄构成）。数据来源：全国肿瘤登记中心。

在中枢神经系统原发恶性肿瘤中，脑神经上皮肿瘤最为常见。美国 2011—2015 年的统计显示，脑神经上皮肿瘤在美国的年发病率为 6.57/10 万，约占原发脑肿瘤的 28.20%，其中以胶质母细胞瘤的比例最高，约占原发脑肿瘤的 14.70%，占恶性脑肿瘤的 47.70%，见图 1。而根据 2018 年发布于《中国癌症杂志》的数据显示，2014 年上海地区，脑肿瘤发病率占肿瘤的 2.66%，发病率为 12.70/10 万，位列所有肿瘤的第 9 位。神经上皮组织来源的肿瘤占上海市原发性中枢神经系统肿瘤的 25%，且更好发于男性。在 1951—2011 年复旦大学附属华山医院神经病理统计的

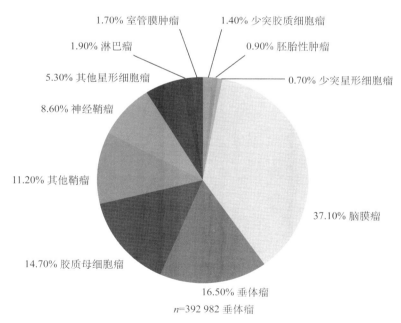

图 1 神经系统肿瘤的分布（彩图见彩插 1）

（总例数 392 982，数据来源：CBTRUS 2011—2015 年）

38 994 例原发性中枢神经系统肿瘤标本中，神经上皮组织来源的肿瘤占 41.13%、脑膜瘤占 35.33%、脑与脊髓等神经来源的肿瘤占 14.43%。

2. 脑胶质瘤的发生与遗传学相关

虽然脑胶质瘤的确切病因目前仍不清楚，但单个细胞在基因水平的变异被普遍认为是包括胶质瘤在内的各种肿瘤发生的根本原因。特定驱动基因的点突变、缺失或基因扩增导致了正常细胞功能所需的蛋白质产物发生了改变，进而影响细胞周期调控、细胞增生及细胞凋亡等重要的信号通路，赋予了这些细胞超乎寻常的生长能力，并最终导致脑肿瘤的发生。抑癌基因 *TP53* 突变常见于 LGG 和 GBM。近年来研究证实，*TP53/NF1* 基因联合缺陷小鼠（Mut3 小鼠）可诱导生成 LGG 或 HGG；而如果进一步诱导 Mut3 小鼠出现 *PTEN* 杂合型缺失，则可加速 GBM 的出现。这是单一基因或多个基因的异常导致胶质瘤发生的直接证据。熊跃教授等研究发现 *IDH1* 突变的胶质瘤细胞可导致 2- 羟戊二酸（2-hydroxyglutaric acid，2-HG）代谢产物的累积，从而对细胞产生毒性，进一步诱发了胶质瘤的发生，因此 *IDH1* 突变被认为是胶质瘤发生的早期事件。胶质瘤的发生还可能与下列多种基因异常有关：*EGFR*、*PDGFRA*、*CDK4/6*、*PTEN*、*NF1*、*TP53*、*CD44*、*TGF*、*VEGF*、*HGF*、*MDM2/MDM4*、*CDKN2A/ CNKN2B*、*AKT3* 等，见表 2。胶质瘤的基因组学分析显示胶质瘤的发生可能主要与酪氨酸激酶受体、*Rb*、*TP53* 等信号通路相关。许多酪氨酸激酶受体基因（receptor tyrosine kinase），如 *EGFR*、*ERBB2*、*PDGFR*、*MET* 被发现与肿瘤相关。在对胶质瘤的样本分析中，86% 的样本发现至少有一个酪氨酸激酶受体通路相关基因的改变，大约 10% 的样本测序发现至少有 2～4 个基因的扩增或点突变。同时，在 77% 的胶质母细胞瘤样本中发现 RB1 肿瘤抑制信号通路相关基因的改变。而随着近年来肿瘤领域研究的不断深入，人们认识到表观遗传学可能在胶质瘤的发生、发展中同样扮演着重要角色。CpG 岛高度甲基化表型的胶质瘤（G-CIMP[+]）常伴有 *IDH1* 突变，其预后通常较 CpG 岛非甲基化表型的胶质瘤（G-CIMP[−]）好；而在儿童胶质瘤中组蛋白的突变或异常修饰可能与其发病相关；多种非编码 RNA 也可能起到促进或抑制胶质瘤发生的作用。

表 2　胶质母细胞瘤相关的遗传学改变

改变的类型	发生率（%）	改变的类型	发生率（%）	改变的类型	发生率（%）
DNA 扩增		点突变		基因表达改变	
EGFR	37	TERT 启动子	83	*VEGF*	过表达
CDK4/6	14	p53	40	Survivin	过表达
MDM2	11	NF1	15	*SPARC*	过表达
MDM4	7	IDH1	11	Osteopontin	过表达
MET	4	PIK3CA	10	*CD44*	过表达

续表

改变的类型	发生率(%)	改变的类型	发生率(%)	改变的类型	发生率(%)
纯合性缺失		PIK3R1	8	*IGFBP2*	过表达
CDKN2A/B/C	47 ~ 50	*MLH1*、*MSH2*、*MSH6*	5	*ITGAV*	过表达
PTEN	30			*HGF*	过表达
RB1	12			*PDGFA/B*	过表达
				TGF-α	过表达

引自：WINN H R.Youmans neurological surgery.7th ed.United States of America：Saunders，2017.

3. X 线辐射可能诱发包括胶质瘤在内的脑肿瘤的发生

目前研究认为，X 线辐射是唯一被证实的可能诱发包括胶质瘤在内的脑肿瘤的环境危险因素，如职业暴露、核辐射、放射线治疗等诸多电离辐射环境均可造成基因突变而诱发肿瘤。通常认为与放射线关系最为密切的颅内肿瘤是脑膜瘤和肉瘤，广岛核爆炸后的幸存者被发现高大脑发射线量的同时，脑膜瘤的发病率也显著增高，同时胶质瘤、垂体瘤的发病率也有一定程度的增高。但有多篇文献报道称急性淋巴细胞性白血病患儿经过预防性颅内放疗后会增加患胶质瘤的风险。有研究者分析了 52 例接受预防性颅内放疗的急性淋巴细胞性白血病的患儿，发现 6 例患儿在治疗后发生了脑肿瘤；而另外 101 例未行预防性放疗的患儿无一例发生脑肿瘤，两者有显著差异。美国一项研究分析了 1967—1989

年 1612 例新诊断为急性淋巴细胞性白血病的患儿，其中 20 年间
脑肿瘤累计患病率为 1.39%，共出现了 10 例高级别胶质瘤和 1
例低级别胶质瘤，远高于普通人群中胶质瘤的发病率。在对患有
头癣和皮肤血管瘤的婴儿和儿童进行放射性治疗中发现，神经鞘
瘤、脑膜瘤和胶质瘤的发病风险分别提高了 18%、10% 和 3%。
临床中还发现，对于之前接受放射性治疗的原发性脑肿瘤患者，
继发脑肿瘤更容易发生，仅接受手术治疗继发脑肿瘤标准化发病
率为 2.0，接受放疗同时伴或不伴手术和化疗的标准化发病率为
5.1。放射性辐射诱发的胶质瘤患者除了通常有放射线接触史、
起病较早之外，其临床病程和生物学行为特点与一般胶质瘤患者
无明显区别。就放疗剂量而言，低剂量（3 ～ 5 Gy）的放疗对于
一些患者同样可以诱发胶质瘤。然而，目前人们仍然低估了这一
类患者的数量，随着放疗在颅内肿瘤治疗上广泛应用，与放疗相
关的胶质瘤患者可能会受到更多的重视。

4. 关注手机使用与脑胶质瘤发病的关系

关于手机使用与脑肿瘤，特别是脑胶质瘤之间的关系，争
议由来已久。值得注意的一个现象是：1992—2007 年，美国恶
性脑肿瘤的年发病率从 6.5/10 万下降到 6.2/10 万，但儿童恶性
脑肿瘤的发病率却从 1995 年的 13.4/10 万上升到 18.2/10 万。
与之相对应的是美国青少年和儿童的手机使用比例逐年升高，
从 2004 年的 45% 上升到 2008 年的 71%。从国内的数据来看，

近 30 年，上海地区脑肿瘤的发病率持续稳步升高，同期，上海手机的普及率也逐步升高。针对这些现象，国际上有多家机构开展了手机使用与脑肿瘤关系的流行病学研究。其中数据最全面的有两个项目：Hardell 研究小组的研究项目和国际癌症研究署的 INTERPHONE 项目，他们各发表了 8 篇手机使用与脑胶质瘤关系的研究论文。2011 年 5 月 31 日，国际癌症研究署基于 INTERPHONE 研究的结果，将射频电磁场定为人类可能致癌剂（Group 2B）。这项研究发现，最高级别的重度手机使用者（30 分钟 / 天，持续 10 年）患胶质瘤的风险增加，但是较低的暴露不增加患病风险。但其他研究不能重复这一结果，在全世界范围显著增加的手机使用率的情况下，脑肿瘤发病率却保持稳定，且 2008 年 INTERPHONE 研究组发表声明认为该结果既可以是因果关系的反映，也可以是人为的，因为病例组和对照组应答率有差异。相比之下目前国际上公认 Hardell 的研究质量更高，结果也更具有参考价值。Hardell 小组 2004 年发表了一项针对不同年龄组（20 ～ 80 岁）的病例对照研究，提示脑肿瘤与手机使用之间存在正性关系，20 ～ 29 岁人群的相对危险度（oddsratio，OR）最大，但该研究给出的 OR 值大多数不具有统计学意义，这可能与各组样本量较小有关。尽管肿瘤的发病率并不随明显增长的手机使用率而改变，鉴于脑肿瘤潜伏期可以有相当长的一段时间，所以手机的使用和肿瘤发生风险的潜在关联仍然需要继续对长期频繁使用手机用户累积的数据进行监测。2014 年复旦大学附属华山医院的龚秀等将这些研究做了荟萃分析,见图 2,结果显示同侧长期使用手机与胶质瘤患病风险呈正相关(P=0.006)。使用手机可增加 LGG 患病风险(P=0.002),长期使用风险明显增加(P < 0.000 01),但未见与 HGG 明显相关。

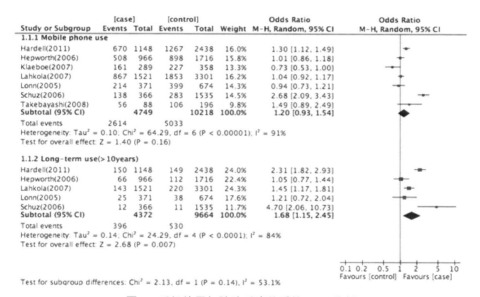

图 2　手机使用与脑胶质瘤关系的 Meta 分析

数据来源:龚秀,吴劲松,毛颖,等.手机使用与胶质瘤发病率关系的荟萃分析.中华医学杂志,2014,94(39):3102-3106.

5. 关注病毒感染与脑胶质瘤发病的关系

虽然病毒感染在脑肿瘤发生过程中的作用目前尚无明确定论,但诸多报道显示病毒感染可能与脑胶质瘤发生相关,如人类巨细胞病毒(cytomegalovirus,CMV)、乳头多瘤空泡病毒(如

SV40、JCV 和 BKV)、腺病毒、反转录病毒、疱疹病毒和流感病毒等，但具体作用机制尚不明确。

人类巨细胞病毒属疱疹病毒科，具有严格的种属特异性，只感染人。有报道约 70% 以上成年人存在 CMV 感染。在免疫功能正常的成年人中，中枢神经系统 CMV 感染自然史仍不清楚。多项研究均证实可在脑胶质瘤患者的肿瘤和血液标本中检测到 CMV 的基因组和蛋白产物。有研究对 27 例胶质瘤组织、脑膜瘤组织、正常脑组织进行原位杂交分析，发现仅胶质瘤存在 CMV 基因组，且均存在于胶质细胞来源的细胞。Mitchell 等报道 90% 以上 GBM 组织可检测到 CMV 基因组和蛋白质，且 80% GBM 患者外周血可检测到 CMV 基因组，而正常对照组均为阴性。这提示 CMV 感染与胶质瘤的发生、发展可能存在一定联系。临床病理研究显示，CMV 感染的细胞主要集中在室管膜区和室管膜下区，而室管膜区和室管膜下区是成人神经干细胞相对集中的区域。而且，有研究显示神经干细胞是 CMV 的感染敏感细胞，因此有学者推测 CMV 可能诱导神经干细胞发生恶性转化，导致关键性细胞调控通路发生功能障碍，使室管膜区和室管膜下区的神经干细胞在分化、发育过程中出现异常，从而向肿瘤干细胞、肿瘤细胞转化。

尽管现在没有直接证据证明 CMV 直接导致了胶质瘤的发生，但是对于免疫抑制患者来说是很有可能的。在免疫抑制的微环境中潜伏在人体内的 CMV 可以在肿瘤细胞、神经干细胞或者胶质瘤相关的髓样细胞中，全部或者部分地再次被激活。被重新激活后的 CMV 所表达的产物具有肿瘤调节功能，将使肿瘤更具有侵犯性，并使肿瘤进展。近期的利用在成年早期自发形成胶质瘤的转基因小鼠模型 Mut3（基因型：$GFAP$-Cre；$NF1^{flox/+}$；$TP53^{+/-}$），出生早期感染 CMV 的实验证明了这一观点。小鼠在感染早期没有任何并发症，然而与对照组相比却更早发病、有更低的总生存期，以及更高的由Ⅲ级星形细胞瘤到Ⅳ级胶质母细胞瘤的进展率。

CMV 在肿瘤 CD45$^+$ 的单核细胞特异性被检测到，提示了CMV 的促肿瘤形成作用可能是通过调节肿瘤微环境介导的。尽管这些结果在小鼠肿瘤模型中得到了充分的证明，但是在临床肿瘤的测序研究中，CMV 转录的产物 mRNA 却没有被检测到。因此，CMV 促胶质瘤形成的角色仍然需要进一步的证实。

6. 脑肿瘤干细胞与脑胶质瘤发病相关

小部分肿瘤干细胞与肿瘤发生密切相关的概念最早是在 20 世纪 60 年代被提出的。人们逐渐认识到癌细胞具有与胚胎相似的、分级严格的组成。有学者在活体内证实了淋巴瘤细胞中的小部分细胞具有快速增生和分化的能力，其中只有小部分增生的祖细胞可以补充非再生的肿瘤细胞。因此，肿瘤干细胞被认为是肿瘤发生、发展的关键。这一概念随后被应用于其他恶性肿瘤，包括乳腺癌、胰腺癌、前列腺癌、结肠癌及脑肿瘤等。

近年来发现，脑肿瘤组织中也存在这类可以自我更新、增生的细胞，这类细胞在脑肿瘤发生、发展、侵袭及耐药等生物学特性中起主要作用，被称为脑肿瘤干细胞（brain tumor stem cells）。在脑胶质瘤发生的早期，拥有自我更新能力的胶质瘤干细胞过度增生，随后通过分化，产生与亲本肿瘤相类似的不同分化等级的成分。同时，干细胞本身具有不断增生的能力，平时则处于静止期，使其能够逃脱放疗、化疗产生的毒性作用，从而导致胶质瘤患者在综合治疗之后复发。

Ignatova 等从 GBM 中分离得到了具有神经球形成功能和多向分化潜能（神经元和星形胶质细胞）的前体细胞。Singh 等进一步证实了这项研究结果，并证实中枢神经系统肿瘤中存在具有双向潜能的谱系限制性祖细胞，它们表现出了短期的自我更新能力，同时在一定的诱导条件下可以分化形成不同的肿瘤细胞亚群。因此他们得出结论：胶质瘤中存在少数具有干细胞特性的肿瘤细胞，这些细胞具有自我更新、无限增生和多向分化的能力，胶质瘤的各类细胞成分正是由这些具有干细胞特性的瘤细胞分化而来的，可称为胶质瘤干细胞（glioma stem cells，GSCs）。他们进一步将从 GBM 中分离得到 $CD133^+$ 和 $CD133^-$ 的细胞植入 NON/SCID 小鼠体内，结果仅 100 个 $CD133^+$ 细胞就能在小鼠体内形成肿瘤，而 50 000 ～ 100 000 个 $CD133^-$ 细胞仍不能导致肿瘤发生，这为 GSCs 的存在提供了更为有力的证据。

7. 与脑胶质瘤发病相关的其他因素

脑胶质瘤可伴随在某些家族遗传性肿瘤综合征中出现，如某些单个或多个基因种系突变或染色体异常可导致家族性遗传病或综合征，根据孟德尔遗传学说，这些种系突变或染色体的异常不同于体细胞突变，可随母代遗传到子代，导致家族的聚集发病。比较常见的有神经纤维瘤病、Turcot 综合征、Li-Fraumeni 综合征等。神经纤维瘤病Ⅰ型、Ⅱ型是由致病基因 *NF1/NF2* 突变引起的常染色体显性遗传病，除表现为牛奶咖啡斑、多发性神经纤维瘤或双侧听神经瘤外，还可伴随胶质瘤等颅内肿瘤；*MSH1*、*MSH2*、*MSH6* 或 *PMS* 等基因缺失或失活导致 DNA 错配，修复能力下降，可出现 Turcot 综合征，患者表现为结直肠肿瘤和胶质瘤；抑癌基因 *TP53* 突变可引起 Li-Fraumeni 综合征，多见于儿童和青壮年，该病患者可同时出现包括脑胶质瘤在内的多种恶性肿瘤。

关于职业与脑胶质瘤关系的研究尚没有定论。有调查发现，在从事农业的人群中发生脑胶质瘤的概率高于普通人群，从而猜测可能与农业人口接触牲畜而获得的某些感染有关。另有研究认为，发达国家及地区社会经济地位较高的白领人群患脑胶质瘤的比例较高。来自美国国家癌症研究所的一项研究显示，多种职业患脑胶质瘤的风险升高，包括屠宰和肉类切割、电脑编程和分析、电工、农场工人、检察官、医师、商店经理；而儿童看护人员患脑胶质瘤的风险较低。但这与其他国家或地区的多项研究结果并不一致。

根据流行病学数据显示，女性有更低的胶质瘤和更高的脑膜瘤患病率，激素状态和肿瘤存在着某种可能的关联。研究人员调查了女性内源性和外源性的激素状态，包括绝经期、月经初潮、分娩、使用口服避孕药和激素替代疗法。从年龄、性别相关的胶质瘤和脑膜瘤发病率来寻找激素状态与肿瘤发病的潜在关联。一项研究表明，胶质瘤发生率的性别差异主要发生在月经初潮到绝经期，绝经后年龄组则有所下降。而另一项研究表明，绝经后妇女患胶质瘤和听神经瘤的风险增加。后者的结论与美国脑肿瘤注册中心（Central Brain Tumor Registry of the United States, CBTRUS）的数据相违背，CBTRUS 的数据显示每个年龄组的男性胶质瘤发病率更高，男女发病率随着年龄的增长而增加，40岁后达到高峰。

有研究发现过敏体质及相关的免疫因素与胶质瘤发病存在一定相关性，如哮喘、花粉热、湿疹和食物过敏等降低了胶质瘤发病率。Linos 根据相关研究进行 Meta 分析结果发现，过敏使患胶质瘤风险大约减少了 40%。过敏体质与胶质瘤的关联，近期也被美国前瞻性研究的数据证实。另外五项研究也表明，胶质瘤患者的 IgE 浓度较对照组更低。过敏产生的潜在保护机制尚未完全被发现，但可能与抗炎症效应细胞因子 IL-4 和在过敏、自身免疫疾病和增强的肿瘤免疫监控中扮演角色的 IL-13 有关。

Schwartzbaum 发现了 IL-4Rα 的多态性和 *IL-13* 基因增加了出现过敏体质的概率，却降低了胶质瘤的发病率。Wiemels 在胶质瘤的病例对照研究中证实其中一个 IL-13 SNP 具有类似作用，并且与 IgE 的水平呈负相关，但是并没有发现 IL-4RαSNP 和胶质瘤的关系。然而候选 SNP（单核苷酸多态性）的相关研究常有假阳性的出现，同时在全基因组关联分析（genome-wide association study，GWAS）中没有发现过敏、特应性的单核苷酸多态性（single nucleotide polymorphism，SNP）和胶质瘤发病率有直接关联。因此这些 SNP 的研究不排除是一个偶然的结果。

此外，颅脑外伤后同一部位出现胶质瘤的病例虽有报道但较为罕见。尽管脑外伤后胶质细胞的修复机制可能是诱发肿瘤的潜在因素，但尚缺乏更强的流行病学证据来支持脑外伤与胶质瘤发病的关联。有荟萃分析研究了吸烟和脑胶质瘤发生之间的关系，结果显示目前尚无充分依据说明吸烟是脑胶质瘤的危险因素。

8. 恶性脑胶质瘤有颅外转移的可能性

脑胶质瘤多原位复发，也可远隔部位复发，但很少发生颅外其他器官转移。颅外转移的发生率仅为 0.4%～0.5%，远低于胶质肉瘤发生颅外转移的比例。但近年来，脑胶质瘤颅外转移的报道逐渐增多，文献报道中出现的转移部位包括骨骼、肝、肺、软组织等。有研究在脑胶质瘤患者的外周血中检测到了循环肿瘤细胞，这也验证了脑胶质瘤可通过血液进行颅外转移的机制，即肿瘤微环境可能造成了血脑屏障的暂时性开放，导致了肿瘤细胞随血液定植到远隔部位，少部分肿瘤细胞逃避了机体的免疫防御最终形成了转移灶。而另有报道称脑胶质瘤术后出现手术部位附近颅骨及头皮的肿瘤转移，推测医源性污染可能是颅外转移或种植的另一潜在因素。还有 1 例报道 GBM 患者作为肺移植的供体，结果移植后的肺发生了胶质瘤。虽然相对其他恶性肿瘤，脑胶质瘤发生其他器官转移的概率较低，但随着治疗的进步，恶性胶质瘤患者生存期的延长，颅外转移的可能性会越来越大，这为将来脑胶质瘤的诊治带来了新的挑战。

参考文献

1. WINN H R.Youmans neurological surgery.7th ed.United States of America：Saunders，2017.

2. 周良辅 . 现代神经外科学 .2 版 . 上海：复旦大学出版社，2015.

3. OSTROM Q T，GITTLEMA N H，TRUITT G，et al. CBTRUS statistical report：primary brain and other central nervous system tumors diagnosed in the United States in 2011-2015.Neuro Oncol，2018，20（suppl_4）：iv1-iv86.

4. 韩仁强，周金意，郑荣寿，等 .2014 年中国脑瘤发病与死亡分析 . 中国肿瘤，2019，28（3）：161-166.

5. 孙可欣，张思维，郑荣寿，等 .2015 年中国分地区恶性肿瘤发病与死亡分析 . 中国肿瘤，2019，28（1）：1-11.

6. 鲍萍萍，龚杨明，彭鹏，等 .2014 年上海市恶性肿瘤发病和死亡特征分析 .

中国癌症杂志，2018，28（3）：161-176.

7. 龚秀，吴劲松，毛颖，等．手机使用与胶质瘤发病率关系的荟萃分析．中华医学杂志，2014，94（39）：3102-3106.

8. OSTROM Q T，BAUCHET L，DAVIS F G，et al.Theepidemiologyofgliomainadults：a "state of the science" review.Neuro Oncol，2014，16（7）：896-913.

9. SHEN F，WU C X，YAO Y，et al.Transition over 35 years in the incidence rates of primary central nervous system tumors in Shanghai，China and histological subtyping based on a single center experience spanning 60 years.Asian Pac J Cancer Prev，2013，14（12）：7385-7393.

10. BRENNAN C W，VERHAAK R G，MCKENNA A，et al.The somatic genomic landscape of glioblastoma.Cell，2013，155（2）：462-477.

11. D'ELIA A，TROPEANO M P，MAIOLA V，et al.The etiology of low-grade gliomas：pathological and clinical considerations about radiation-induced low-grade gliomas.Neurol Sci，2015，36（7）：1091-1095.

12. SAMKANGE-ZEEB F，SCHLEHOFER B，SCHÜZ J，et al.Occupation and risk of glioma，meningioma and acousti cneuroma：results from a German case-control study（interphone study group，Germany）.Cancer Epidemiol，2010，34（1）：55-61.

13. ZHOU B，LIU W.Post-traumatic glioma：report of one case and review of the literature.Int J Med Sci，2010，7（5）：248-250.

（庄冬晓　张新　洪鹏杰　整理）

脑胶质瘤的分子分型进展

脑胶质瘤是中枢神经系统最常见的恶性肿瘤，手术联合放疗和（或）化疗是目前的标准治疗方案，然而患病个体对于治疗效果反应不一，整体预后存在差异，给临床医师诊疗脑胶质瘤带来很多困惑。进入 21 世纪后，随着基因测序技术的迅猛发展，针对脑胶质瘤的大规模、高通量测序让我们对人脑胶质瘤的基因图谱有了更深入的认识和理解，这也为精准医疗的实施提供了依据和方向。通过大量研究结果的总结和提炼，其中分子分型已经成为病理诊断的重要组成部分，未来也将进入新版世界卫生组织（World Health Organization，WHO）脑胶质瘤病理诊断指南，理解脑胶质瘤的分子分型和分子诊断无疑有助于临床医师更精确地判断患者预后，给予真正意义的个体化治疗。

1p/19q 缺失、*MGMT* 甲基化、*IDH1/IDH2* 突变 3 个基因事件的发现无疑可以被认为是脑胶质瘤分子分型的里程碑。这 3 个指标作为各类研究和临床试验疗效的参照物及评判标准沿用至今。全世界范围内的多中心合作建立了统一的脑胶质瘤生物样本库，标准的生物样本处理流程和高质量的基因测序平台、分子分型系统开始逐步建立，如 Phillips 等的三分型（针对 GBM）、Li 等的六分型（针对胶质瘤）、癌症和肿瘤基因图谱计划（the cancer genome atlas，TCGA）的四分型（针对 GBM）、Zhang 等的二分型（针对 WHO Ⅱ级和Ⅲ级），以及江涛教授的三分型（针对 GBM），各家之言不一，但都有其各自的理论依据和临床指导意义。

9. 胶质母细胞瘤的分子分型

Phillips 等将高级别 GBM 分为 3 型，即前神经元型（以富含神经发生相关标志物为特点）、增殖型（以富含细胞增殖相关标志物为特点）和间质型（以富含间质组织和血管为特点），三者之间预后差异明显，后两者预后相对较差。美国 NIH 发起并资助的 TCGA，首批纳入研究的 3 种恶性肿瘤就包括 GBM。2009 年，TCGA 针对 200 多例 GBM 进行了基因组学的研究，包含基因组测序、甲基化、mRNA 表达、miRNA 表达等，结果发现 GBM 存在 3 条主要的癌症信号通路改变，分别是 RTK（88%）、P53（87%）和 Rb 肿瘤抑制通路（78%），进一步通过生物信息学分析发现 GBM 从分子水平可分为 4 个亚型：前神经元型（proneural）、神经元型（neural）、经典型（classical）和间质型（mesenchymal），每一种亚型都有自己独特的生物学和临床特征，如 *IDH1* 突变和

PDGFRA 扩增 / 高表达多见于 proneural 亚型，97% 的 classical 型中存在 *EGFR* 扩增，另外还包含一些熟知的癌症和抑癌基因：*TP53*、*PTEN*、*NF1*、*CDNK2A*、*LZTR1* 等。针对这些基因所表达的蛋白开发相应的抗体（如 IDH R132H 等），通过简单的免疫组织化学手段可替代部分价格昂贵的二代测序，为临床患者危险程度分层及治疗方案筛选提供了极大的便利。在临床预后方面，proneural 亚型的患者普遍比较年轻，预后较好，mesenchymal 型的患者预后最差，但对免疫治疗反应较好。所谓的"强化治疗"，即替莫唑胺（temozolomide，TMZ）同步放化疗联合大于 3 个疗程的辅助化疗，能有效改善 classical 型患者的预后，但对于 proneural 亚型患者价值不大，这一结果也被首都医科大学附属北京天坛医院的江涛教授所证实。江涛教授领衔的科研团队对中国人群的 GBM 开展了同样的工作，结果显示可以分为 3 种亚型（G1、G2、G3）。这 3 种亚型的生物学和临床特征能够和 TCGA4 种亚型吻合，进一步说明了分子分型对于 GBM 具有重要意义，为我们深入研究和全面认识 GBM 提供了巨大的平台和遗传生物学资源。随着 TCGA 入组样本的不断增多，研究发现表观遗传学对于 GBM 同样意义重大，最具代表性的就是甲基化，甲基化可以不改变 DNA 序列，通过对其修饰而改变基因和蛋白表达，如 *MGMT* 启动子区甲基化，会导致其基因和蛋白表达水平下降。而在 TCGA 的论文发表中发现了 GBM 中存在一种特殊的甲基化亚型，称为胶质瘤 CpG 岛甲基化表型（glioma CpG island methylation phenotype，G-CIMP）。这种亚型的患者往往比较年轻，预后较好，并且和 proneural 亚型关联，在这类患者中存在 *MGMT* 启动子区甲基化的比例显著增高，同时，这些基因启动子 CpG 岛甲基化（CIMP）可以是 *IDH* 突变的继发事件。从最近更新的 WHO 胶质瘤分级定稿会中得知，*IDH* 突变的 GBM（Ⅳ级）将会被划分在Ⅲ级中。目前 TCGA 仍然在不断更新样本入库，总量已经超过 700 例，且又有许多重要的、全新的发现，如强调了基因重排和端粒酶的重要性，阐述了 *MGMT* 启动子甲基化对预后的预测价值只在 classical 型中最有意义等。然而，各个分型系统之间既可以相互补充，又在相互整合过程中保持其各自的独特性差异。如北京师范大学生命科学学院樊小龙教授研究组与首都医科大学附属北京天坛医院江涛教授研究组、瑞典 Lund 大学等研究机构合作所提出的基于分子共表达网络的神经胶质瘤分型系统。该系统根据 *EGFR* 与 *PDGFRA* 将胶质瘤样本明确地分为三大群。其中，*EGFR* 和 *PDGFRA* 各包括核心基因 30 ～ 40 个，彼此不相重叠，这一结论与先前 TCGA 的分析结果略有出入。无论怎样，"一枝独秀不是春，百花齐放春满园"，时代的进步必将带来更多的胶质瘤亚型的出现，目前胶质瘤分子分型所面临的困惑也必将在未来的这种思想碰撞中更加明朗。

尽管分子分型为研究 GBM 的个体间基因异质性打开了一扇窗，但同样面临着一些挑战。Sottoriva 等参照 TCGA 分型对 11 例 GBM 患者进行术中肿瘤多点位的标本采集并深度测序，结果发现同一肿瘤内存在不同的分子亚型。而另一项由 MD Anderson 发起的研究，对多中心的 GBM 进行基因组学、表观遗传学研究，同样发现多中心 GBM 的分子遗传学背景和单中心 GBM 存在显著差异。

Kim 等研究发现了 GBM 复发过程中基因组学的时空演变，远隔部位复发肿瘤比原位局部复发肿瘤具有更多的驱动基因改变，van den Bent 等针对 55 对原发 / 复发配对 GBM 研究发现，约有一半的患者在复发后出现表皮生长受体Ⅲ型突变体（EGFRvⅢ）的表达缺失。这些研究成果都说明了未来对于 GBM 的基因解码仍在继续，关注点也更加精细化。

10. 较低级别胶质瘤的分子分型

按 WHO 2007 版脑肿瘤诊断分级，Ⅰ～Ⅱ级胶质瘤称为 LGG，Ⅲ～Ⅳ级胶质瘤称为 HGG。随着胶质瘤分子遗传学研究的深入，目前更愿意将Ⅱ～Ⅲ级胶质瘤称为较 LGG。在完成了对 GBM 的大规模基因组学研究之后，更多的目光开始投向较 LGG 基因组学研究。原因在于两点：①较低级别胶质瘤可能是胶质瘤发生、发展过程中的上游或早期事件，研究这类肿瘤能更清晰地了解胶质瘤的恶性进展过程；②较低级别胶质瘤患者总体预后较好，未来可能成为最早被攻克的胶质瘤类型。经过多年努力之后，2015 年，TCGA、德国胶质瘤协作组、日本胶质瘤协作组均发表了较低级别胶质瘤基因组学的研究，三者研究结果基本一致。相较于 GBM 存在大量癌症基因事件而言，较低级别胶质瘤的生物遗传学特征较为明确，分子分型更为清晰，根据肿瘤微观进化学中的"大树理论"，这也可能与较低级别胶质瘤处于接近树干的部位，分支较少相关。三个研究均强调了 IDH1 突变、TERT 启动子（TERTp）区突变和 1p/19q 共缺失的重要性，可以说这三个基因事件主导了较低级别胶质瘤的基因分型：IDH1 突变 /TERT 突变 /1p19q 共缺失者，称为"三阳性"，反之为"三阴性"；另外还有 IDH1 突变型、IDH1/TERT 双突变型和 TERT 突变型，共 5 类。这一分类与组织病理学分类相吻合，"三阳性"多见于少突胶质瘤，预后最好，多包含 CIC、FUBP1 基因突变；"三阴性"和 TERT 突变型则多见于 GBM，预后最差，存在 7 号、19 号染色体扩增及 CDNK2A/B、PTEN 缺失；IDH1 突变型多见于星形细胞胶质瘤，预后一般，多存在 ATRX、TP53 基因突变。基于这样一个研究成果，有人提出常规组织病理诊断下的胶质瘤患者生存预期差异较大，甚至低级别胶质瘤也会出现早期复发和死亡，如果采用分子诊断的话，是否可以更准确地判断低级别胶质瘤患者的预后。针对这一问题，复旦大学附属华山医院神经外科和香港中文大学胶质瘤团队开展了相关合作，回顾性分析了 214 例较 LGG 的分子特性和临床预后，将这一研究队列分为 IDHmut-OT（IDH 突变的少突神经胶质瘤）、IDHmut、IDHwt 和 IDHwt-ET（IDH 野生型合并 EGFR 扩增的肿瘤）4 种亚型，利用这 4 种亚型进行预后判断的准确性和权重明显优于 WHO 分级（即常规的Ⅰ、Ⅱ、Ⅲ、Ⅳ级胶质瘤分级）。这样一种分类也为日后低级别胶质瘤的分子诊断奠定了重要基础。此外，英国伯明翰大学的 Tennant 团队在前期研究中通过对 WHO Ⅱ级胶质瘤进行二代测序后利用生物信息学分析将低级别胶质瘤按不同基因和预后匹配，划分出三组不同的亚型。其中一个亚型预后极差，与恶性程度最高的 WHO Ⅳ级类似，小样本基因芯片分析发现其存在明显的缺氧环境，并发现一些重要转录因子的差异表达（未发表）。结合 IDH 突变型 GBM 的 WHO 分级重新划定，我们可以发现，既往的胶质瘤 WHO 组织学分级界限越发模糊，新的标准和分类方法必将带来对胶质瘤的全新认识。

11. 基于分子标志物的胶质瘤分子诊断对传统理论提出了挑战

如前述，大样本、高通量的测序技术带领我们走进了脑胶质瘤的"大数据"时代。这样的"大数据"开阔了我们的眼界，让我们对脑胶质瘤的分子遗传背景有了更深的了解，但是也带给了我们很多困惑，如何才能在这广阔的信息海洋中找到决定脑胶质瘤发生、发展的关键"珍宝"，实现精准医疗的临床转化。既往针对脑胶质瘤的诊断完全基于组织病理学，但是这样一种方法存在"主观偏差"，由于病理学是一门经验科学，病理科医师不可避免地存在经验差异。美国曾经开展了一项研究，让不同的病理科医师对同一批脑胶质瘤病例进行诊断，从而判断病理诊断的一致性，结果让人震惊，居然 45% 的病例存在诊断差异，二次复核后仍有 27% 的不一致性，这意味着有相当一部分患者在预后判断和治疗方案制定上存在误差。所以许多研究人员尝试寻找胶质瘤发生、发展过程中最关键的几个分子标志物，希望能通过基于分子标志物的改变来进行更为精准的分子诊断，真正实现 "From Bench to Bedside" 的临床应用。

其中最具代表性的是来自美国杜克大学闫海教授的研究结果，他发现胶质瘤中存在广泛的 TERTp 区基因突变，并且联合 *IDH1/IDH2* 基因突变，可以直接对胶质瘤进行病理诊断，与常规组织病理诊断吻合度极高。在他的研究队列中，*IDH* 和 *TERT* 基因同时突变在少突神经胶质瘤中多见，而 *IDH* 突变 /*TERT* 野生型多倾向于星形细胞瘤，*IDH* 野生型 /*TERT* 突变则考虑诊断为少突胶质母细胞瘤，剩余的为少突—星形细胞胶质瘤。这一发现让很多人对于分子诊断充满期望，但同样很多人认为仅靠两个分子指标就来做病理诊断仍欠缺说服力。同样，即便是同一种分子亚型，如 *IDH1* 突变的较低级别胶质瘤，患者的临床预后仍然存在一定的偏差，这也说明依靠单一的分子标志物无法做到精准的分子诊断，需要补充更多的分子标志物，未来有可能采用一组"标志物阵列"来减少分子诊断的误差和结果偏移。

1p/19q 共缺失一直以来被认为是少突神经胶质瘤的特征性标志物，如果存在该缺失，患者对于化疗敏感，且预后较好。Bettegowda 研究小组对 7 例少突神经胶质瘤进行了外显子测序，其中 6 例发现 19q 上存在 *CIC* 突变，2 例发现 1p 上存在 *FUBP1* 突变。在 28 例验证病例中发现 *CIC* 突变 12 例、*FUBP1* 突变 3 例，这两个基因的发现被认为对少突神经胶质瘤分子生物学和病理学改变具有重要作用。香港中文大学吴浩强教授进一步对 *CIC* 和 *FUBP1* 在 1p/19q 共缺失的少突神经胶质瘤中的意义进行了研究，结果发现 1p/19q 共缺失的少突神经胶质瘤患者预后较好；但如果存在 *CIC* 或 *FUBP1* 基因突变，则较 *CIC* 或 *FUBP1* 野生型的病例预后较差，而这两个基因突变的检测可以通过免疫组织化学法实现，给未来少突神经胶质瘤进一步分子分型提供了重要依据。但同时也提出了新的问题：如果 1p/19q 共缺失的少突神经胶质瘤存在 *CIC* 或 *FUBP1* 基因突变，是否需要化疗联合放疗，还有待临床试验进一步验证。同样，闫海教授对 16 例间变星形细胞瘤进行了外显子测序，结果发现在间变星形细胞瘤中存在 *IDH1* 突变（75%）、*ATRX* 突变（63%）和 *TP53* 突变（82%），这三个基因突变在 GBM 中很少发生，从而被认为这三个基因突变可能是导致肿瘤细胞向星形胶质细胞发展的关键因素。

TCGA 整合分析了高级别和较低级别胶质瘤的基因组学数据后，也强调了关键基因事件对于胶质瘤谱系决定的重要性。如果表现为 *IDH1* 野生型则原发性 GBM 居多，多伴有 *PTEN*、*NF1*、*CDNK2A* 缺失，*EGFR* 扩增和 *TERT* 突变；如果表现为 *IDH1* 突变伴有 1p/19q 共缺失则多见于少突神经胶质瘤，并伴有 *CIC*、*FUBP1* 和 *TERT* 基因突变；如果为 1p/19q 完整则多见于星形细胞瘤，少数为继发性 GBM，并伴有 *TP53*、*ATRX*、*CCNK2* 等基因突变。

除了谱系明确的胶质瘤病理类型，还存在一种混合型胶质瘤，即少突—星形细胞胶质瘤，正是由于在常规病理切片上可见到这两种成分并存，所以只能称为混合型胶质瘤。但是利用分子诊断技术看似可以解决这一问题，在 *Acta Neuropathology* 杂志上曾经连续三期争论这一问题。最早 Sahm 研究了 43 例少突—星形细胞胶质瘤，发现通过 *IDH*、*TERT*、*TP53*、*ATRX* 这 4 个分子指标联合 1p19q 检测，可以明确地将少突—星形细胞胶质瘤分为少突肿瘤和星形肿瘤，并且定义少突—星形细胞胶质瘤这一诊断将不复存在。随后这一结果也引起了很大争议，认为临床上确实存在少突—星形细胞胶质瘤，当然孰是孰非还有待未来进一步的研究证实。

12. 年龄对胶质瘤的分子分型影响巨大

在胶质瘤患者中可以看到一个明显的趋势，就是随着年龄增长患者的预后越来越差。老年胶质瘤和青少年胶质瘤在很多研究中已被单独列出来。对于这两个特殊的群体，分子分型也有其各自的独特性，然而，由于其发病率不高的特点，常规分子分型（如 TCGA 的 GBM 分型）未将其单独包括在内，或病例数较少，重视程度不足。

（1）老年胶质瘤：对于老年的定义各家报道不一，大致

有 > 60 岁、 > 65 岁及 > 70 岁三种，常规以年龄≥ 60 岁发病的胶质瘤患者统称为老年胶质瘤，其总体预后差，半数患者的中位生存期仅 4 个月，一方面是由于疾病本身的因素，另一方面是由于患者本身的身体素质所决定。由于老年人认知水平下降，早期常因记忆力下降、精神症状等原因被误诊。大多数研究认为大范围的手术切除联合术后放化疗能改善老年 GBM 的预后，但老年患者常伴有严重的慢性阻塞性肺疾病、心血管疾病等疾患，围手术期耐受力差。所以对于老年患者必须平衡手术、放疗、化疗的利弊，以及对于术后认知等高级神经功能的影响。因此，传统的化疗药物因为其不良反应较大不推荐作为辅助治疗的首选。国际、国内普遍推荐术后 TMZ 同步放化疗。如果机体条件不允许大剂量放疗，则建议单纯口服 TMZ。在这一过程中，与成人胶质瘤患者相比，老年胶质瘤患者 *MGMT* 启动子甲基化在预测 TMZ 药物作用敏感性方面仍扮演着重要角色，这一点与成人胶质瘤相类似。另外，衰弱是老年人常见的病理生理过程。有研究表明，衰弱指数是影响老年人 GBM 预后的独立因素之一，衰弱的老年 GBM 患者住院时间更长，预后更差。

（2）青少年胶质瘤：与老年胶质瘤和成人胶质瘤相比，青少年胶质瘤有其独特的遗传学背景，有些突变仅出现于青少年当中。2015 年针对儿童胶质瘤和青年胶质瘤的报道发现，这两种胶质瘤与成年胶质瘤和老年胶质瘤相比存在显著的基因差异。儿童胶质瘤主要为 GBM，LGG 相对较少，且儿童 GBM 和成人 GBM

完全不同。德国癌症研究中心回顾性分析了 202 例儿童 GBM 病例（1 ~ 18 岁），结果发现儿童 GBM 根据甲基化水平和分子背景可以分为 3 种亚型：一种与成人较低级别胶质瘤相似；一种与成人多形性黄色星形细胞瘤（pleomorphic xanthoastrocytoma, PXA）相似，多含有 *BRAF V600E* 突变和 CDKN2A 杂合性缺失；还有一种为典型的儿童 GBM。其中与较低级别胶质瘤拥有相似遗传背景的肿瘤预后最好，PXA 次之，GBM 最差。在 GBM 中又可以分为 *H3.3 G34R* 突变型、*H3.1 K27M* 突变型、*IDH1* 突变型和 *H3/IDH* 野生型，其中 *IDH1* 突变型预后最好，*K27M* 突变型预后最差。以 *K27M* 和肿瘤基因扩增作为风险因子，可将儿童 GBM 分为"中危"和"高危"两种："中危"包括 *G34R/IDH1* 突变、*MGMT* 启动子甲基化、低级别胶质瘤类似、PXA 类似，3 年生存率超过 70%；而"高危"包括 *K27M* 突变和肿瘤基因扩增，3 年生存率不超过 5%。这一结果让我们对于儿童 HGG 有了新的认识，也能够对儿童 GBM 的预后做出精确判断。虽然儿童 LGG 较少，但的确存在非常特征性的分子改变。加拿大的 Tabori 教授在"儿童低级别胶质瘤基金会"资助下回顾性分析了 886 例儿童 LGG，发现进展为 HGG 的比例很低（2.9%），但是在进展为 HGG 的患者中存在很高比例的 *BRAF V600E* 突变和 CDNK2A 缺失。这一基因改变有助于区分儿童原发性和继发性 HGG，并且由于这一改变在 LGG 时就存在，因此可提示儿童 LGG 如果存在 *BRAF V600E* 突变和 CDNK2A 缺失，就较易进展为 HGG，而在进展为 HGG 的病例中如果存在 *BRAF V600E* 突变，则恶性变的时间较野生型长（6.65 年 *vs.* 1.59 年），5 年生存率更高。青年 GBM 同样拥有不同的遗传背景，笔者回顾性分析了 108 例青年 GBM 病例（18 ～ 35 岁），发现存在较高比例的 *BRAF V600E*、*H3F3A*、*IDH1* 突变，分别为 15%、15.9%、16.8%，直接将青年 GBM 分为 *BRAF* 突变型、*H3F3A* 突变型和 *IDH1* 突变型，其中 *BRAF* 突变型的患者年纪更轻、肿瘤更易于手术切除、预后更好，通常伴有 CDNK2A 缺失。而在 TCGA 数据库中，成年 GBM 和老年 GBM *BRAF* 突变率极低（< 2%），充分说明了不同年龄的胶质瘤可能细胞起源不同，造成截然不同的基因背景。

13. 胶质瘤的分子诊断和治疗

正是得益于大量的分子生物学研究结果，对胶质瘤分子遗传背景的认识越来越清晰，WHO 胶质瘤诊断标准也在酝酿改变，准备引入分子诊断概念。在 WHO 2016 年会前夕的 Haarlem 会上，已经有共识提出未来分子诊断会将原有的胶质瘤病理诊断从"星形细胞瘤、少突神经胶质瘤、少突—星形细胞瘤和 GBM"更改为"GBM、*IDH* 突变型 GBM、*IDH* 突变型星形细胞瘤、*IDH* 野生型星形细胞瘤和少突神经胶质瘤"。而且 *IDH1*、*ATRX*、*TP53* 目前均可以使用免疫组织化学法检测，也大大方便了分子诊断在临床诊断中的应用，如先行 *IDH1* 免疫组织化学法染色，阴性者可以直接分为 *IDH* 野生型星形细胞瘤和 GBM；*IDH1* 阳

性者再行 *ATRX* 免疫组织化学法染色，如 *ATRX* 表达缺失，则认为是经典的星形细胞瘤，如 *ATRX* 表达阳性则再行 1p/19q 缺失检测，如果存在共缺失则考虑诊断为少突神经胶质瘤，如果完整则考虑为 *IDH* 突变型 GBM。此外，Kim 等在研究 GBM 复发过程中的基因组学时空演变过程时亦发现，*IDH1* 野生型原发性 GBM 在标准化治疗后出现超突变的概率不高，此结果对原位局部复发的 *IDH1* 野生型 GBM 的临床治疗有重要的指导作用，相信这一改变也会对胶质瘤的预后判断和个体化放化疗方案制定起到重要的辅助作用，为精准胶质瘤治疗奠定基础。

作为基因突变的重要组成部分，基因融合在胶质瘤分子诊断和治疗中亦扮演着重要角色。Singh 等在 2009 年首次报道胶质瘤中存在 *FGFR-TACC* 融合基因，该融合基因过度表达的 GBM 具有高度侵袭性。随后法国巴黎 Sorbonne 大学总医院 Anna Luisa Di Stefano 教授以此为靶点，对 2 例 *FGFR3-TACC3* 融合基因阳性的复发 GBM 患者给予 JNJ-42756493 靶向治疗后，影像学检查提示肿瘤明显缩小，可见 FGFR-TACC 可能确立一种新的 GBM 亚型并成为潜在的治疗靶点。国内苏晓东、江涛等对 272 例 WHO 分级为 Ⅱ 级、Ⅲ 级、Ⅳ 级，以及复发的胶质瘤样本进行测序，不仅验证了上述融合基因，而且首次报道了一种发生于 cMET 新的融合基因 *PTPRZ1-MET*（ZM），其具有以下几方面特征：① ZM 可与 *EGFR* 扩增事件互斥，并且与脑胶质瘤中常见的 *IDH1* 突变不相关；② *MET*、*PIK3CA*、*AKT1* 等基因在

ZM 样本中高表达，提示 PIK3CA 通路被活化；③ ZM 使得胶质瘤细胞具有更高的细胞迁移和侵袭能力；④在复发 GBM 患者中，具有 ZM 的患者预后更差。基于 *FGFR-TACC* 融合基因的临床指导意义在于 ZM 的发现必将为分子靶向治疗提供理论基础。EGFR 及其突变体（EGFRvⅢ）的扩增和过表达在 GBM 中频繁出现，二者均可以作为受体酪氨酸激酶（receptor tyrosine kinase，RTK）进而诱发下游信号转导通路（如 Ras、PI3K 等），促进肿瘤的增生、侵袭、转移，以及诱发放疗/化疗抵抗等。针对酪氨酸受体的抗肿瘤药物开发已经进入临床Ⅰ期、Ⅱ期，甚至Ⅲ期阶段。从 2001 年第一个酪氨酸激酶抑制剂（tyrosine kinase inhibitor，TKI）伊马替尼（imatinib）上市以来，已经有吉非替尼（gefitinib）、埃罗替尼（erlotinib）、索拉非尼（sorafenib）、舒尼替尼（sunitinib）、达沙替尼（dasatinib）、拉帕替尼（lapatinib）、尼罗替尼（nilotinib）和帕唑帕尼（pazopanib）被美国 FDA 批准上市，用于肿瘤疾病的治疗。然而，临床效果却不如预期所想。

Chakravarti 等在吉非替尼联合放疗治疗原发 GBM 的Ⅰ/Ⅱ期研究中并未发现此治疗方案与单独应用放疗相比有任何益处；同时，应用埃罗替尼联合 TMZ 化疗及放疗治疗原发 GBM，临床试验结果无明显疗效且不良反应较大；北美脑肿瘤协会实施的两项临床研究（Ⅰ期和Ⅱ期）亦发现，单一应用埃罗替尼时会出现如皮疹、肺栓塞、中性粒细胞减少等剂量限制性不良反应。目前，尽管 EGFR 抑制剂的临床试验结果不尽如人意，但其治疗恶性胶质瘤的临床试验，如 BIBW2992 联合 TMZ 和（或）放疗的 Ⅰ期和Ⅱ期临床试验仍在不断调整和优化当中。

TCGA 最初（2008 年）的数据是通过 Affymetrix Human Exon 1.0 ST Gene Chips，Affymetrix HT-HG-U133A Gene Chips 和 custom designed Agilent 244 000 feature gene expressionmicroarrays 得出的。时隔 6 年，科技的飞速进步使得测序方法不断更迭升级，新候选基因等也有了极大的发展，基因的不同表达水平、不同存在状态、不同时空分布层出不穷，胶质瘤的分子分型也向着"金字塔式"的精准化方向发展。基于遗传学的分子病理分型弥补了以往对预后和临床特点判断不佳的缺陷，对临床具有更强的指导意义。对于胶质瘤的生物学行为异质性的理解也从最初的"雾里看花"到如今的"拨云见日"。但是，最为重要的是如何利用这些结果为患者提供更加精准的治疗？与如火如荼的胶质瘤精准诊断相比，诊断后的精准治疗略显单薄，如何将两者更好地对接成为摆在神经外科医师，尤其是神经肿瘤科医师面前的重要任务。

14. 髓母细胞瘤的分子分型是未来发展的方向

髓母细胞瘤早在 1925 年就获得命名，是最常见的儿童恶性肿瘤之一。病理上可以分为经典型髓母细胞瘤、大细胞型髓母细胞瘤、间变型髓母细胞瘤、促纤维增生型髓母细胞瘤和广泛结节型髓母细胞瘤五大类。同时根据组织类型、年龄、肿瘤是否播散作为危险因素判断髓母细胞瘤的预后，指导后续放化疗方案的制定。随着化疗药物的发展和放疗技术的进展，髓母细胞瘤的临床治愈率不断提高，临床预后也有明显改善。虽然髓母细胞瘤并非胶质瘤，但作为恶性脑肿瘤，与胶质瘤有很多相似相通之处，故在此做一简单介绍。近年来，由加拿大 Michael Taylor 牵头的"髓母研究合作网络"开始了大样本、高通量的髓母细胞瘤基因测序和转录表达谱检测，在分子水平上分为 WNT、SHH、Group3 和 Group4 4 种亚型，每一种分子亚型都有独特的基因特征、人口学特征和临床特征，为未来更为精确的危险分层和分子靶向治疗提供了确切依据。

WNT 型髓母细胞瘤主要存在 WNT/β-catenin 信号通路改变，是 4 种分子亚型中最少见的，典型的分子改变包括：6 号染色缺失、CTNNB1 基因突变和核内 β-catenin 染色阳性。这一亚型的患者年龄较大，多为经典型髓母细胞瘤，临床预后最好（其中，年龄 16 岁以下患者预后更好），5 年生存率在儿童中超过 95%，在成人中达 100%，很少发生肿瘤播散，其常可以从联合治疗方案中获益，但是，如何准确、快速地对该亚型做出诊断成为治疗效果的关键。常规诊断方法包括 β-catenin 免疫组织化学染色、CTNNB1 突变分析和 6 号染色体单倍体检测，但是，在一项 78 例 WNT 型髓母细胞瘤样本的研究中，利用 β-catenin 免疫组织化学染色仅仅检测出 82% 的患者，基于联合指标，如 β-catenin 免疫组织化学染色（阳性）+CTNNB1 突变（阳性）+ 6 号染色体（缺失）也仅仅能检测出 77% 的 WNT 型髓母细胞瘤，其余患者可以表现出：① *CTNNB1* 突变（阳性）+6 号染色体（缺失）+β-catenin 免疫组织化学染色（阴性）（8%）；② *CTNNB1* 突变（阳性）+6 号染色体（不缺失）+β-catenin 免疫组织化学染色（阴性）（8%）；③仅仅 6 号染色体（不缺失）（5%）；④缺乏任何诊断指标（2%）。但是，基于无监督聚类的 DNA 甲基化分析可以 100% 将 WNT 型髓母细胞瘤与其他亚型分开。

SHH 型约占髓母细胞瘤的 25%，几乎所有促纤维增生型髓母细胞瘤都属于 SHH 型，但并不是所有 SHH 型都属于促纤维增生型。SHH 型在婴儿（≤ 3 岁，i-SHH）、儿童 / 青少年（3 ~ 18 岁，p-SHH）和成人（≥ 18 岁，a-SHH）3 个年龄段均会发病，肿瘤多位于小脑半球，预后一般，较少发生播散。各年龄段患者的发生部位、组织类型和临床预后不同，如 81% a-SHH 发生在小脑半球外侧，而仅 67% p-SHH 和 27% i-SHH 发生于此。大细胞型和间变型在 p-SHH 中常见（33%），而促纤维增生型和广泛结节形成型在 i-SHH（64%）和 a-SHH（51%）中常见。五年生存率分别为 80%（i-SHH）、31%（p-SHH）和 52%（a-SHH）。Robinson G W 等在 2018 年 *Lancet Oncol* 中利用甲基化将婴儿 / 儿童 / 青少年 SHH 型髓母细胞瘤进一步分为 iSHH-I 和 iSHH-II 两型，前者 5 年无进展生存为 27.8%，而后者 5 年无进展生存为 75%。该型多见 *TERT*、*TP53*、*PTCH1*、*SUFU*、*SMO* 等基因突变，*N-MYC* 和 *Gli2* 扩增及 17p 缺失，极少数情况下可以出现胶质瘤的特异性突变——*IDH1/IDH2* 突变。Group3 型约占髓母细胞瘤的 25%，男性较多，年龄较轻，常发生肿瘤播散，多见大细胞髓母型髓母细胞瘤和经典型髓母细胞瘤，*MYC* 基因扩增是其典型基因改变，预后最差，但是，最近 Archer T C 等在 *Cancer Cell* 上发表的研究结果表明，通过抑制 DNA 激活蛋白激酶催化亚基肽（PRKDC）可以增强带有 *MYC* 基因扩增的髓母细胞瘤对于放射治疗的敏感性。Group4 型在人口学特征上与 Group3 型相似，但预后相对较好，占所有髓母细胞瘤的 35%，是最常见的一类髓母细胞瘤分子亚型，四倍体和 i（17q）等臂染色体等是其主要分子特征，另外常见 *N-MYC* 和 *CDK6* 扩增。相对于胶质瘤的分子分型，髓母细胞瘤的分子分型仍存在很多困扰和不明确的因素，尤其是占髓母细胞瘤重要比重的 Group3 型和 Group4 型，仍然缺少明确的分子特征，导致对于这两个亚型的认识仍不清晰。然而，Lin 等在 2016 年 *Nature* 上发表了其最近研究成果，使我们对 Group4 型的了解又迈进了一步，其发现 Lmx1A 是 Group4 型的重要调控因子，促使小脑上菱唇区域的神经干细胞向 Group4 型髓母细胞瘤分化。Gómez S 等在 2018 年 *Clin Cancer Res* 上发表其基于甲基化特征快速区分 Group3 和 Group4 的方法，准确率高达 92%。基于以上研究，Goschzik 等在 2018 年 *Lancet Oncol* 上将随母细胞瘤在 WNT 型、SHH 型和非 WNT/ 非 SHH 型整合进行危险分层并指导治疗。在 WNT 型中，年龄是一项影响预后的重要因素，以 16 岁以下患者预后较好；在 SHH 型中，携

带 *TP53* 突变或染色体 17p 缺失的患者预后较差，易复发；在非 WNT/ 非 SHH 型中存在大量的染色体倍增和染色体变异，其中具有 7 号染色体获得、8 号染色体缺失、11 号染色体缺失的亚群属低风险组。因此，对于年龄＜ 16 岁的 WNT 型、*TP53* 野生的 SHH 型及携带染色体变异信号的非 WNT/ 非 SHH 患儿属于临床低风险组，可以考虑采取相对保守的治疗，而对于高风险的髓母细胞瘤患儿应进行强化治疗，以期达到较好的效果。Sharma T 等在 2019 年 *Acta Neuropathol* 上基于 1501 例髓母细胞瘤 DNA 甲基化数据进行综合分析，进一步将 Group3 和 Group4 型髓母细胞瘤分为 8 个亚型，各自有其特征性遗传学特点，如亚组Ⅰ中 20% 患者存在 *OTX2* 扩增，亚组Ⅱ中 23% 患者存在 *MYC* 扩增，亚组Ⅳ中 10% 患者存在 *MYC* 扩增，21% 患者存在 *MYCN* 扩增。这 8 个亚型根据预后不同分为 3 个危险层，即极高危组（5 年总生存率为 50%，）：包括亚组Ⅱ（常伴有 *MYC* 扩增，5 年总生存率为 50%）、亚组Ⅲ（常伴有 *MYC* 扩增，5 年总生存率为 43%）和亚组Ⅴ（常伴有 *MYC/MYCN* 扩增，5 年总生存率为 59%）；中危险组：包括亚组Ⅷ（35% 患者在诊断后 5 年死亡）；低风险组（5 年总生存率为 82%）：亚组Ⅰ（5 年总生存率为 77%）、亚组Ⅳ（5 年总生存率为 80%）、亚组Ⅵ（5 年总生存率为 81%）和亚组 VII（5 年总生存率为 85%）。

除了通过分子生物学手段预测髓母细胞瘤的分子亚型，各分子亚型导致生物学特点的差异型亦在影像学上有所反映，从而为我们间接预测分子亚型提供了重要手段，如 WNT 型常发生在桥小脑区、SHH 型常发生在小脑半球外侧，Group4 常有轻度强化、Group3 常发生脊髓转移等。

同时，与胶质瘤遗传背景的时空差异性相类似，原发—复发、原发灶—转移灶亦存在不同的基因组学特点。

Morrissy 等在 2016 年 *Nature* 上发表的研究显示，在髓母细胞瘤小鼠模型当中，原发与复发的遗传信息非常不同：在复发肿瘤中与原发部位的全基因组重叠率小于 5%，而同期对于 33 对原发 / 复发配对的人类组织样本同样得出相类似的结论，只有不到 12% 的遗传信息与复发是重叠的。潜在机制可能是由于经过治疗后，一些对于治疗不敏感的信号通路被激活，进而驱动肿瘤的复发，然而，这些都仅仅停留在假设阶段，明确的作用机制及更多的差异驱动基因有待进一步深入研究。在这一过程中同样还存在两个关键问题：①髓母细胞瘤的分子分型需要对肿瘤进行全基因组测序，检测成本较高、操作过程烦琐，应用到临床尚需时日；②基于分子分型的个体，化疗目前还需要更多的临床试验来验证。但可以肯定的是，髓母细胞瘤的分子分型是未来的发展方向。

15. 室管膜瘤的分子分型

室管膜瘤是少见的中枢神经系统肿瘤，其发病率占原发颅内肿瘤的 2.1%，可发生于幕上、幕下或脊髓。脊髓室管膜瘤多发生于成人，儿童室管膜瘤约 90% 发生于颅内，其中的 2/3 起源于幕下。根据国外统计资料显示，儿童室管膜瘤 10 年生存率约为 64%、成人为 70%，而新生儿的预后则明显差于前二者，其 5 年生存率为 42% ～ 55%。近 10 年，在室管膜瘤诊疗领域的研究进展缓慢，目前主要的治疗方法包括手术切除、联合或者不联合放疗，但是患者对于治疗的反应差异较大，而且利用常规病理诊断对于患者进行预后判断不甚准确。当前基因组学的飞速发展同样为室管膜瘤的诊治带来了良好的契机。按 WHO 分类方法，室管膜瘤可以分为 WHO Ⅰ级的室管膜下室管膜瘤及黏液乳头状室管膜瘤、WHO Ⅱ级室管膜瘤和 WHO Ⅲ级间变型室管膜瘤，其中 WHO Ⅱ级室管膜瘤最为常见；又可以分为细胞型（cellular）、透明细胞型（clear cell）、乳头型（papillary）和伸展细胞型（tancytic）4 种病理亚型。但是这 4 种分型比较主观，不够精确，也限制了在临床中的应用。另外，近年来也发现了几种罕见类型的室管膜瘤，如伴有空泡细胞的室管膜瘤、伴有脂肪细胞分化的室管膜瘤等。

与髓母细胞瘤一样，针对室管膜瘤也成立了"室管膜瘤研究合作网络（collaborative ependymoma research network，CERN）"。早在 2012 年，CERN 就对 56 例幕下室管膜瘤进行了基因组学测序，结果发现了 10 个典型的差异表达基因，分别是 *MMP9*、*TOP2A*、*TKTL1*、*COL3A1*、*LAMB1*、*COL4A2*、*TGFBI*、*GRIA1*、*SLC14A1*、*F5*。根据这 10 个基因可以将幕下室管膜瘤分为 Group1 和 Group2，Group1 患者多为 WHO Ⅲ级肿

瘤，且年龄更轻；Group2 多见于男性患者。对这 10 个基因的表达水平进行 Meta-gene 评分，评分 ≥ −0.5 的患者 PFS、OS 均好于评分 < −0.5 的患者。2015 年，CERN 汇总了 12 家机构 500 例不同部位、各个年龄段的室管膜瘤标本进行甲基化水平和转录组水平检测，结果发表于 *Cancer Cell* 杂志。首先将所有肿瘤分为脊髓、幕上和幕下 3 个部位，每一个部位包含 3 种分子亚型，每一种分子亚型拥有独特的人口学特征、组织病理学类型、遗传背景和临床预后，共定义了 9 种基因分型（幕上、幕下及脊髓各 3 个亚组）的室管膜瘤。总体来讲，幕上组分为 RELA 融合亚组（在 ST-EPNs 中占比约 71%）和 YAP1 融合亚组（在 ST-EPNs 中占比约 6%），幕下分为 A 和 B 两组；脊髓为 NF2 突变型，其中幕下 A 组和幕上 RELA 融合亚组预后最差（表 3）。人口年龄是影响预后的重要因素，低龄儿童预后多数情况下相较于大龄儿童预后差。幕上室管膜肿瘤（ST-EPNs）其中一个亚组的遗传学以染色体 11q13.1 碎裂重排形成 C11orf 95 与 RELA 融合（ST-EPN-RELA）为标记，并纳入 2016 新版 WHO-CNS 肿瘤分类中，该组肿瘤在儿童和成人中均可发生，预后不良，10 年无进展生存率小于 20%，10 年总体生存率小于 50%，全切和近全切患者的预后无显著差异，提示这种类型的室管膜瘤可能需要加强治疗，如手术联合放化疗，当然这还需要未来相关临床试验来验证。在临床工作的中直接检测 RELA 融合成本较高，且过程烦琐，L1CAM（L1 细胞黏附分子）免疫组化特异性表达可作为该

亚型一种潜在标记替代物。非 RELA 融合的 ST-EPNs 是一个异质性很高的群体（在 ST-EPNs 中占比约 18%），可出现 Yap1 融合、Bcor 串联复制、EP300-Bcorl1 融合或 FoxO1-Stk24 融合，其中，在以癌基因 *YAP1* 的多发融合为遗传学特征组中，该组患者多为儿童，预后相对较好。幕下 / 后颅窝的室管膜肿瘤分为 PF-EPN-A 和 PF-EPN-B（A 组和 B 组），Pajtler KW 等对 PF-EPN-A 室管膜瘤的转录组进行了深入分析，又发现了两个主要亚型，即 PFA-1 和 PFA-2 两型，进一步分析，PFA-1c 常发生染色体 1q 的增加，预后相对较差，而 PFA-2c 室管膜瘤患者 5 年总生存率大于 90%。与其他室管膜瘤不同，PFA-2c 肿瘤表达高水平的 Otx2，是一种具有良好预后的室管膜瘤亚型的潜在生物标志物。*H3K27M* 突变是弥漫中线胶质瘤的重要遗传学特征，可以在 4.2% 的室管膜瘤中出现，且大部分集中在 PFA-1 型（以 PFA-1f 为多见）中。除 PFA-1f 以外的所有亚型中均可看到 *CXorf67* 突变。除 PF-EPN-A（PFA-1c）之外，PF-EPN-B 和 ST-EPN-RELA 亚型亦可出现染色体臂 1q 的增加，是预后较差的独立影响因子。PF-EPN-A 和 PF-EPN-B 两组组织形态相似，但临床预后差异较大，前者好发生于婴幼儿，一般不位于中线部位，难以完全切除，并伴有高复发率。后者好发于青少年和年轻人中，预后相对更好。因此，快速、准确区分两者有利于个性化治疗，基于 DNA 甲基化可以将两者区分，但实际应用不方便。Panwalkar P 等利用 H3K27me3 免疫组化染色快速区分，结果表明在 PF-EPN-A 中

H3K27me3 免疫组化染色为阴性，而在 PF-EPN-B 中 H3K27me3 免疫组化染色为阳性，在与金标准甲基化指标相对比后，敏感性为 99%、特异性为 100%。H3K4me3 可以区分 PF-EPN-A 组，其表达程度不仅可以影响 PF-EPN-A 组患者的 PFS，而且降低其表达后可以增强室管膜瘤原代细胞对化疗的敏感性。但是，随着分子的进展，有些分子分型无法归类到某一类组织类型当中，如 Witt H 等基于 DNA 甲基化分析对 122 例室管膜源性肿瘤的组织学和分子分型相对比发现，室管膜下室管膜瘤的组织学和分子分型相一致，19 例组织学诊断为室管膜瘤（WHO Ⅱ级），但分子分型为室管膜下室管膜瘤（WHO Ⅰ级），组织学为黏液乳头状室管膜瘤（myxopapillary ependymoma，MPE），但都归结为分子分型中脊髓 MPE，分子分型中包含 15 种 WHO Ⅱ级组织学类型，但 WHO Ⅱ级组织学类型仅包含 7 种分子亚型，表明相较于传统的病理学分型，分子亚型能更完善及全面地体现患者的预后，甚至指导今后的室管膜瘤治疗。

表 3 室管膜瘤分子分型及相关特征

部位	分子病理	分子特征	组织病理	WHO	临床特征
幕上	SE	无	SE	Ⅰ	成人，预后好
	EPN-YAP1	YAP1 融合	（间变）室管膜瘤	Ⅱ / Ⅲ	婴儿 / 青少年，预后好
	EPN-RELA	RELA 融合	（间变）室管膜瘤	Ⅱ / Ⅰ Ⅲ	婴儿 / 青少年，预后差

续表

部位	分子病理	分子特征	组织病理	WHO	临床特征
	SE	无	SE	I	成人，预后好
幕下	EPN-A	无	（间变）室管膜瘤	II / III	婴儿/青少年，预后差
	EPN-B	染色体不稳定	（间变）室管膜瘤	II / III	婴儿/青少年，预后好
	SE	6q 缺失	SE	I	成人，预后好
脊髓	MPE	染色体不稳定	MPE	I	成人，预后好
	EPN	*NF2* 突变	（间变）室管膜瘤	II / III	成人，预后好

注：SE：室管膜下室管膜瘤；EPN：室管膜瘤；MPE：黏液乳头状室管膜瘤。

此外，还有报道其他一些室管膜瘤的分子标志物。表皮生长因子受体（epithelial growth factor receptor，*EGFR*）可能作为评判室管膜瘤预后的指标。有研究选择了 22 例 WHO II 级及 III 级的室管膜瘤患者作为检测对象，以免疫组织化学法作为检测手段，发现 *EGFR* 表达阳性患者的 OS 较表达阴性的患者短，同时在高级别的室管膜瘤患者中，其表达阳性率也较高，提示预后较差。因此认为，*EGFR* 可能作为室管膜瘤预后评判的检测项目，并且该研究发现 *EGFR* 和陷窝蛋白 -1 皆过表达的室管膜瘤患者亚型的 OS 及 PFS 明显较短。然而也有研究得出了相反的结果，发现 *EGFR* 阳性的室管膜瘤患者预后较好，*EGFR* 在室管膜瘤中的作用机制及对预后的影响仍有待验证。核仁素（nucleolin）定位于细胞核，在肝癌、前列腺癌等肿瘤细胞中皆可被检测到，同样有研究提示核仁素过表达的室管膜瘤预后较差。除了上述提及的标志物以外，近日加拿大的儿童脑肿瘤中心指出，*Zeste* 基因增强子同源物 2（enhancer of zeste homolog 2，*EZH2*）的表达明确影响了儿童室管膜瘤的预后。然而上述研究局限于样本量及单个部位，并不能很好地体现室管膜瘤整体的预后。

参考文献

1. GOSCHZIK T，SCHWALBE E C，HICKS D，et al. Prognostic effect of whole chromosomal aberration signatures in standard-risk，non-WNT/non-SHH medulloblastoma：a retrospective，molecular analysis of the HIT-SIOP PNET 4 trial. Lancet Oncol，2018，19（12）：1602-1616.

2. KORSHUNOV A，SAHM F，ZHELUDKOVA O，et al. DNA methylation profiling is a method of choice for molecular verification of pediatric WNT-activated medulloblastomas. Neuro Oncol，2019，21（2）：214-221.

3. DASGUPTA A，GUPTA T，SRIDHAR E，et al. Pediatric patients with SHH medulloblastoma fail differently as compared with adults：possible implications for treatment modifications. J Pediatr Hematol Oncol，2019，41（8）：e499-e505.

4. ROBINSON G W，RUDNEVA V A，BUCHHALTER I，et al.Risk-adapted therapy for young children with medulloblastoma（SJYC07）：therapeutic and molecular outcomes from a multicentre，phase 2 trial. Lancet Oncol，2018，19（6）：768-784.

5. FOMCHENKO E I，ERSON-OMAY E Z，MOLITERNO J. A novel finding of an IDH2 mutation in an interesting adult Sonic Hedgehog mutated medulloblastoma. J Neurooncol，2019，144（1）：231-233.

6. EL-AYADI M, EGERVARI K, MERKLER D, et al. Concurrent *IDH1* and *SMARCB1* mutations in pediatric medulloblastoma: a case report. Front Neurol, 2018, 9: 398.

7. ARCHER T C, EHRENBERGER T, MUNDT F, et al. Proteomics, post-translational modifications, and Integrative analyses reveal molecular heterogeneity within medulloblastoma subgroups. Cancer Cell, 2018, 34 (3): 396-410. e8.

8. GOMEZ S, GARRIDO-GARCIA A, GARCIA-GERIQUE L, et al. A novel method for rapid molecular subgrouping of medulloblastoma. Clin Cancer Res, 2018, 24 (6): 1355-1363.

9. SHARMA T, SCHWALBE E C, WILLIAMSON D, et al.Second-generation molecular subgrouping of medulloblastoma: an international meta-analysis of Group 3 and Group 4 subtypes. Acta Neuropathol, 2019, 138 (2): 309-326.

10. MATA-MBEMBA D, ZAPOTOCKY M, LAUGHLIN S, et al. MRI characteristics of primary tumors and metastatic lesions in molecular subgroups of pediatric medulloblastoma: a single-center study. AJNR Am J Neuroradiol, 2018, 39 (5): 949-955.

11. RUDA R, REIFENBERGER G, FRAPPAZ D, et al. EANO guidelines for the diagnosis and treatment of ependymal tumors. Neuro Oncol, 2018, 20 (4): 445-456.

12. PAGÈS M, PAJTLER K W, PUGET S, et al.Diagnostics of pediatric supratentorial RELA ependymomas: integration of information from histopathology, genetics, DNA methylation and imaging. Brain Pathol, 2019, 29 (3): 325-335.

13. FUKUOKA K, KANEMURA Y, SHOFUDA T, et al.Significance

of molecular classification of ependymomas：C11orf95-RELA fusion-negative supratentorial ependymomas are a heterogeneous group of tumors. Acta Neuropathol Commun，2018，6（1）：134.

14. PAJTLER K W，WEN J，SILL M，et al.Molecular heterogeneity and CXorf67 alterations in posterior fossa group A（PFA）ependymomas. Acta Neuropathol，2018，136（2）：211-226.

15. PANWALKAR P，CLARK J，RAMASWAMY V，et al.Immunohistochemical analysis of H3K27me3 demonstrates global reduction in group-A childhood posterior fossa ependymoma and is a powerful predictor of outcome. Acta Neuropathol，2017，134（5）：705-714.

16. WITT H，GRAMATZKI D，HENTSCHEL B，et al. DNA methylation-based classification of ependymomas in adulthood：implications for diagnosis and treatment. Neuro Oncol，2018，20（12）：1616-1624.

（史之峰　张海波　整理）

液体活检在未来胶质瘤诊治中占据着重要地位

液体活检（liquid biopsy）是近年来肿瘤研究领域的新兴理念，包括胶质瘤在内的几乎所有肿瘤均能分泌可溶性物质进入血液、脑脊液等体液，这些物质均在一定程度上反映了肿瘤的特征。深入分析体液中的肿瘤源性物质将便于肿瘤的早期诊断和复发监测。*MIT Technology Review* 杂志将恶性肿瘤的液体活检技术列为 2015 年度十大突破性技术之一。液体活检是一种快速、简便、非介入性的癌症检测方法。对于大多数肿瘤而言，液体活检是基于简单血液检测的癌症筛查技术，而对于胶质瘤，我们可以将液体活检技术进一步拓展至血液外的其他体液，如脑脊液、尿液等。液体活检可反复、动态监测肿瘤变化，也可以建立肿瘤的基因表达特征谱，同时可以指导靶向药物治疗，预测治疗有效性，从而实现肿瘤个体化治疗策略的实时制定，这是手术或穿刺组织活检的补充。

近年来，循环肿瘤细胞（circulating tumor cell，CTC）作为一种新型生物标志物引起了越来越多的关注，目前已有报道称在 GBM 患者的外周血液中检测到 CTC。增殖期或者失活的肿瘤细胞本身有时会脱落至周围体液中，甚至进一步进入循环系统，造成远隔部位转移，这就形成了 CTC。相比 CTC，更多的情况是肿瘤细胞释放 DNA 到周围微环境，并进一步扩散至体液包括血液中，形成了循环肿瘤 DNA（circulating tumorDNA，ctDNA）。进入循环系统的蛋白质可通过蛋白组学的方法检测，血清中的游离 DNA（cell free DNA，cfDNA）和 miRNA 也可通过商品化试剂盒分离。由于大部分 RNA 稳定性差，容易降解，所以多数情况下只能检测 miRNA 等比较稳定的 RNA。最近发现胞外囊泡（extracellular vesicle，EV），尤其是外泌体（exosome）可作为载体包裹这些游离的分子进行运输，这在一定程度上避免了上述分子短期内被降解。目前的液体活检技术多针对循环肿瘤细胞和循环肿瘤 DNA，但由于体液量巨大且不断循环，而肿瘤早期 CTC 或 ctDNA 量往往又偏少，所以相关检测仍面临较大难度。相信随着检测技术的提高，液体活检灵敏度和特异性将增加，成本会降低，更具临床意义。

肿瘤标志物是指仅特异性表达于恶性肿瘤，或由其分泌，或是体内因肿瘤刺激产生的特异性物质。肿瘤标志物通常存在于体液，如血液、脑脊液、浆膜腔积液、尿液中，能够反映肿瘤的生长情况，可利用免疫学、生物化学的方法检验，帮助进行肿瘤的早期诊断、分类、预后判断及指导治疗。1845 年 Bence-jones 最早发现骨髓瘤患者尿中本—周蛋白升高，这是最早发现的肿瘤标志物之一。接着，科学家发现部分激素、同工酶和蛋白在肿瘤患者体内发生变化，如 Zondek 发现人绒毛膜促性腺激素（human chorionic gonadotropin，HCG）是绒毛膜癌的标志物之一。20 世纪 60—70 年代，AFP、CEA 等胚胎蛋白性标志物陆续被发现。1975 年发明了单克隆抗体（monoclonal antibody，McAb），1979 年英国肿瘤发生生物学和医学会议上，肿瘤标志物正式被提出并应用于临床。近来大量的肿瘤标志物陆续涌现，促进了肿瘤诊断和治疗的发展，目前标志物检查已成为检验医学中不可或缺的一部分，在肿瘤的早期发现和临床随访中发挥重要的作用。但是，寻找胶质瘤特别是 HGG 的特异性标志物仍然是困扰医学界的一大难题。

16. 血液液体活检在胶质瘤诊治中的应用

血液的优点在于方便获得，且创伤较小。血清肿瘤相关蛋白的研究已有时日，前列腺癌、乳腺癌、肺癌、黑色素瘤、白血病等均在肿瘤相关蛋白研究方面有所进展。但在血液循环中，机体各个器官均参与血液成分的代谢，液体活检的结果易受到干扰。另外，因血脑屏障的存在，导致部分重要的蛋白质无法通过，致使无法在血液中发现其变化。XU 等利用蛋白组学分析发现胶质瘤患者血浆中的 α_2- 巨球蛋白、CA199、Ⅶ因子、巨噬细胞趋化因子和干细胞因子发生变化，同时血浆中的 MIP-α 反映胶质瘤的增生情况。也有研究发现 TIMP1 水平在 GBM 患者的血浆中升高。但总体来说，因为其敏感性和特异性不强，外周血检测胶质瘤标志物目前仍发展缓慢，随着生物技术的进步，外周血检测可能在预测恶性胶质瘤的复发及抗肿瘤药物的治疗效果方面发挥作用。我们医院胶质瘤团队利用 ELISA 和 2Dwesternblot 技术检测了血液中的胶质纤维酸性蛋白（glial fibrillary acidic protein, GFAP），发现 25% 的胶质瘤患者血浆中 GFAP 表达增高，且增高程度与肿瘤级别相关。

GBM 的血清蛋白组学研究仍处于发展阶段。最近一项基于表面增强波谱分析的研究发现 CXCR4、S100A8 和 S100A9 较有潜力，但结论尚需进一步验证。另有研究提出了完全不同的蛋白谱，包括结合珠蛋白、甲状腺激素结合蛋白等。利用电化学荧光技术比较不同级别胶质瘤患者和健康人群血清中 GFAP、S100、NSE、β-synuclein 的水平，未发现明显差异。关于 *IDH1* 和 *IDH2* 突变能否用于血清学早期检测的问题一直备受关注，但它们的代谢产物 2- 羟基戊二酸（2-HG）在血清中的水平被证明和 *IDH1/IDH2* 的突变情况，以及肿瘤的大小并不相关。EGFRv Ⅲ 是目前公认的胶质瘤特异蛋白，表达于部分胶质瘤患者中，在外泌体中可检测到 EGFRv Ⅲ，或许能够作为生物标志物帮助 EGFRv Ⅲ 靶向治疗，其临床效用尚待验证。若将来接受 EGFRv Ⅲ 疫苗治疗的胶质瘤患者肿瘤组织中 EGFRv Ⅲ 的变化能通过血清学反映出

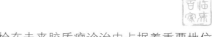

来，那么 EGFRv Ⅲ 将有望得到更广泛的应用。VEGF 在胶质瘤的血管新生和恶性进展中发挥重要作用，曾有报道提出胶质瘤患者体液中 VEGF 水平和肿瘤血管密度成正比，但进一步的研究未能证实其对胶质瘤诊断和疗效评估的作用。

肿瘤细胞外排的 ctDNA 长度为 150 ~ 200 bp，已有的研究证实包括胶质瘤在内的多种肿瘤 ctDNA 能够较好地反映肿瘤细胞的各类基因突变，如点突变、扩增等。因此，ctDNA 是一种特征性的肿瘤生物标志物，并且可以被定性、定量和追踪。包括胶质瘤在内的多种实体肿瘤患者血液中均已发现 ctDNA。胶质瘤中常见的 *IDH1* 突变、EGFRv Ⅲ、*MGMT* 甲基化、1p19q 杂合性缺失都可检测到。ctDNA 似乎比 CTC 更为丰富，在 16 例未能检测到 CTC 的肿瘤患者中有 13 例发现 ctDNA 的存在。ctDNA 的细胞检测阈值约为 50×10^6，远低于影像学可见时的细胞水平。因此，ctDNA 的敏感性备受瞩目。ctDNA 在血清中的半衰期尚不清楚，有研究发现鼻咽癌患者 EB 病毒 DNA 的半衰期＜ 3 小时，这一发现提示 ctDNA 的动态变化将有望实时反映肿瘤内稳态。鉴于当前各类检测技术的发展越来越迅速，ctDNA 的高敏感性和动态变化将有助于血清标本的快速活检。

miRNA 是由 21 ~ 24 个核苷酸组成的非编码 RNA 分子，自 2000 年被首次发现，至今已有约 2000 种 miRNA 被证实存在，其在正常细胞和肿瘤细胞中都发挥重要的调节作用。鉴于其具有癌基因和抑癌基因的作用并参与细胞间信号转导，miRNA 被认为是细胞外囊泡（extracellular vesicles，EV）中最有希望应用于肿瘤诊断及预后的分子。有报道称miRNA可反映组织特异性"指纹"，在转移瘤的外泌体中miRNA图谱和原发灶吻合。目前正有临床试验研究miRNA在肾癌和肺癌疗效评价中的作用。GBM肿瘤组织中miRNA对预后和治疗效果的预测作用也已有研究，亚型特异性的miRNA图谱可用于生存期预测。一项基于TCGA数据库的回顾性分析显示，miR-130a和TMZ的疗效呈正相关，且不受*MGMT*甲基化状态的影响。miR-21是胶质瘤中研究最多的miRNA，Meta分析显示miR-21是胶质瘤诊断中最可靠的可溶性生物标志物，并可用于鉴别除外假性进展和放射性坏死，miR-21也因此被视为潜在的治疗靶点。

肿瘤细胞进入血液循环形成CTC，有望用于转移性疾病的早期诊断和肿瘤复发的监测。目前，微芯片、qPCR、自动化显微镜系统、端粒酶测定等技术已被用于检测CTC。对于肿瘤组织活检困难的病例，CTC检测显得尤为重要。不同于其他标志物，CTC是肿瘤特征的综合反映，即使单个CTC也可用于基因组分析。CTC可较好地代表同质性肿瘤，但对于异质性较为突出的GBM，在准确性方面仍值得商榷。由于血脑屏障的存在，过去认为胶质瘤不存在CTC，但近年来胶质瘤的颅外转移案例偶有报道，且几个研究小组最近分别通过不同的方法在GBM患者中检测到CTC。端粒酶测定法在11例胶质瘤患者中检测到8例CTC，而其中5例患者CTC数量较高，甚至可以反映放疗的效果，对放疗敏感的患者接受治疗后 CTC 显著下降。另一项研究利用 GFAP 识别外周血单个核细胞中混杂的 CTC，发现 141 例患者中 20% 可检测到 CTC。随着单细胞基因组测序技术的发展，CTC 中已可以检测到和来源肿瘤一致的特异性突变，说明 CTC 可展示肿瘤的基因图谱。单一的 GFAP、端粒酶或其他标志物并不能全面反映 CTC 的真实发生率或异质性，因此，未来若要将 CTC 引入胶质瘤的常规临床检测，仍需联合多种技术或标志物，并对治疗过程中的细胞亚型进行示踪。目前限制 CTC 广泛应用的主要问题是其含量的匮乏，在很多患者中，10mL 的外周血仅能检测到 1 个或数个 CTC，如此低的含量很难用于疗效评估。此外，CTC 和肿瘤干细胞的关系耐人寻味。乳腺癌 CTC 中有一小部分可表达干细胞标记，这类 CTC 最常见于已发生转移的病例，且常提示预后不佳。那么，CTC 在胶质瘤中是否与干细胞密切相关尚待进一步研究。

17. 脑脊液液体活检成为胶质瘤诊治研究中的新热点

对于中枢神经系统（central nervous system，CNS）疾病，脑脊液（cerebrospinal fluid，CSF）检测具有得天独厚的优势。脑脊液由脉络丛产生，在脑室、蛛网膜下腔和脊髓中央管内循环，对营养脑细胞、运除代谢产物、调节酸碱平衡、平衡颅内压、维持脑温等起到了重要作用，CSF 对于中枢神经系统疾病的诊断和治疗都至关重要。CSF 与血浆、淋巴液性质相似，但又有不同，与血液中的成分有差别的是缺乏胆红素、纤维蛋白原、补体、抗体、胆固醇等。CSF 来源局限于中枢神经系统，对 CSF 进行检测背景干净，"噪声"低，对于中枢神经系统疾病的诊断特异性强。已有文献报道脑脊液中的分子标志物与帕金森病、痴呆、多发性硬化、肌萎缩性（脊髓）侧索硬化等疾病相关。同时已有多项研究尝试采用胶质瘤患者 CSF 来检测各项指标，期望达到早期诊断或监测复发的目的。

有研究利用代谢组学分析胶质瘤患者的 CSF，发现乳酸、柠檬酸等代谢产物由于受肿瘤细胞 *IDH1* 突变的影响，在 GBM 患者的 CSF 中显著增高，并认为其水平与预后相关。我们医院神经外科胶质瘤团队对胶质瘤的 CSF 蛋白组学进行了系统文献分析，发现在 CSF 或肿瘤囊液中有 19 种蛋白质变化显著，WNT4、GAL、IL-6 及 HSPA5 等蛋白在不同级别的胶质瘤中存在差异。我们用临床 CSF 标本进一步证实了 IL-6 在胶质瘤 CSF 中的确显著增高。此外，我们还检测了 CSF 中的 B7H1、B7H3，发现 HGG 和 LGG 患者 CSF 中 B7H1 和 B7H3 均明显高于正常人，且与肿瘤组织内表达量呈正相关。

有研究检测了 CSF 中的 miRNA，结果发现 GBM 患者的 CSF 中 miR-21 含量接近正常人的 10 倍，同时 miR-21 主要存在于 EVs 中，而肿瘤全切后 CSF 中的 miR-21 含量只有术前的 1/50。此外，还从 CSF 的外泌体中检测到 58 种 miRNA，其中

miR-23、miR-150 等含量明显高于正常。因此，检测 CSF 中外泌体的特异性 miRNA 有望作为诊断胶质瘤的新方法。Mattos-Arruda 等利用大规模平行测序技术比较了 12 例脑肿瘤患者 CSF 和血浆中的特异性 ctDNA，如 IDH1（R132H）、TP53（R114C）、ANK2（K2337X），发现 CSF 敏感性更高，更能有效地反映肿瘤进展及其对治疗的反应。

18. 尿液液体活检可能成为胶质瘤诊治的新思路

很早就有学者尝试从尿液中检测相关蛋白来诊断胶质瘤，但进展不大。随着检测技术的提高，检测灵敏度的提升，最近又有人做了新的尝试。2015 年，有学者发表了一篇针对胶质瘤患者血清及尿液检测 2-HG 的调查报告。代谢产物 2-HG 分子小，可以在不同体液中被检测到，研究人员已成功证实通过串联质谱（MS/MS）或高效液相色谱法（high-performance liquid chromatography，HPLC）等手段，可快速、简便、无创检测尿液中是否含有 2-HG。报告发现，*IDH* 野生型与 *IDH* 突变型患者血清中 2-HG 的平均浓度无显著性差异，但是二者尿液中 2-HG 的含量存在显著性差异，*IDH* 野生型患者的浓度明显高于 *IDH* 突变型；且血清/尿液中 2-HG 的比值也存在显著性差异，*IDH* 突变型患者的比值明显高于 *IDH* 野生型患者。两项试验提示，通过检测尿液 2-HG 可对患者 *IDH* 的突变情况做初步判断。此外，有文献证实在其他含有 *IDH* 突变基因的肿瘤中，一旦患者接受肿瘤切除术，尿液中 2-HG 的含量会显著下降，提示尿液检测 2-HG 是预后评价的潜在指标之一。

由于胶质瘤的异质性，寻找其特异性标志物是一个非常具有挑战性的任务。而无论以血液、脑脊液，还是尿液作为液体活检的来源，均各具优、缺点，并且这些标志物的含量也可能无法准确地反映肿瘤级别，所以液体活检不能取代常规病理检查在诊断和制定治疗策略中的地位。但总的来说，随着信息时代各种技术的飞速发展和全球对恶性肿瘤研究的日益重视，胶质瘤研究已取得重大进展，但寻找胶质瘤特异性标志物依然任重道远。随着关于各种肿瘤"组学""指纹""图谱"相关研究的进展，以及新一代测序技术的进步，未来有望联合多项指标来进行液体活检诊断，如影像组学联合液体活检等，这可能为胶质瘤诊断带来新的思路。而这些液体活检技术同样可帮助优化治疗，真正实现微创的个体化、实时动态化的胶质瘤治疗。

参考文献

1. HEITZER E，AUER M，ULZ P，et al.Circulating tumor cells and DNA as liquid biopsies.Genome Med，2013，5（8）：73.

2. AREEB Z，STYLLI S S，KOLDEJ R，et al.MicroRNA as potential biomarkers in Glioblastoma.J Neurooncol，2015，125（2）：237-248.

3. CHISTIAKOV D A，CHEKHONIN V P. Extracellular vesicles shed by gliomacells：pathogenic role and clinical value.Tumour Biol，2014，35（9）：8425-

8438.

4. MIKAELIAN I，SCICCHITANO M，MENDES O，et al.Frontiers in preclinical safety biomarkers：microRNAs and messenger RNAs.Toxicol Pathol，2013，41（1）：18-31.

5. MÜLLER C，HOLTSCHMIDT J，AUER M，et al.Hematogenous dissemination of glioblastoma multiforme.Science Translational Medicine，2014，6（247）：247ra101.

6. MIMEAULT M，BATRAS K.Molecular biomarkers of cancer stem/progenitor cells associated with progression，metastases，and treatment resistance of aggressive cancers.Cancer Epidemiol Biomarkers Prev，2014，23（2）：234-254.

7. POPESCU I D，CODRICI E，ALBULESCU L，et al.Potential serum biomarkers for glioblastoma diagnostic assessed by proteomic approaches.Proteome Sci，2014，12（1）：47.

8. LANGE R P，EVERETT A，DULLOOR P，et al.Evaluation of eight plasma proteins as candidate blood-based biomarkers for malignant gliomas.Cancer Invest，2014，32（8）：423-429.

9. SCHUSTER J，LAI R K，RECHTL D，et al.Aphase Ⅱ，multicenter trial of rindopepimut（CDX-110）in newly diagnosed glioblastoma：the ACT Ⅲ study.Neuro Oncol，2015，17（6）：854-861.

10. LEBOFSKY R，DECRAENE C，BERNARD V，et al.Circulating tumor DNA as anon-invasive substitute to metastasis biopsy for tumor genotyping and personalized medicine in aprospective trial across all tumor types.Mol Oncol，2015，9（4）：783-

790.

11. BETTEGOWDA C, SAUSEN M, LEARY R J, et al.Detection of circulating Tumor DNA in early-and late-stage human malignancies.Sci Transl Med, 2014, 6 (224): 224ra24.

12. GODLEWSKI J, KRICHEVSKY A M, JOHNSON M D, et al.Belonging to a network-microRNAs, extracellular vesicles, and the glioblastoma microenvironment. Neuro Oncol, 2015, 17 (5): 652-662.

13. CHEN H, LI X, LI W, et al.miR-130a can predict response to temozolomide in patients with glioblastoma multiforme, independently of O6-methylguanine-DNA methyltransferase.J Transl Med, 2015, 13: 69.

14. Q U S, GUAN J, LIU Y.Identification of microRNAs as novel biomarkers for glioma detection: a meta-analysis based on 11 articles.J Neurol Sci, 2015, 348 (1/2): 181-187.

15. AKERS J C, RAMAKRISHNAN V, KIM R, et al.MiR-21 in the extracellular vesicles (EVs) of cerebrospinal fluid (CSF): a platform for glioblastoma biomarker development.PLoS One, 2013, 8 (10): e78115.

16. MACARTHUR K M, KAO G D, CHANDRASEKARAN S, et al.Detection of brain tumor cells in the peripheral blood by a telomerase promoter-based assay.Cancer Res, 2014, 74 (8): 2152-2159.

17. LOMBARDI G, CORONA G, BELLU L, et al.Diagnostic value of plasma and urinary2-hydroxyglutarate to identify patients with isocitrate dehydrogenase-mutated glioma.Oncologist, 2015, 20 (5): 562-567.

中国医学临床百家

18. LI L，PAZ A C，WILKY B A，et al.Treatment with a small molecule mutant IDH1 inhibitor suppresses tumorigenic activity and decreases production of the oncometabolite2-hydroxyglutarate in human chondrosarcoma cells.PLoS One，2015，10（9）：e0133813.

19. DeMattos-Arruda L，Mayor R，Ng C K，et al. Cerebrospinal fluid-derived circulating tumour DNA better represents the genomic alterations of brain tumours than plasma.Nat Commun，2015（6）：8839.

（朱巍　花玮　黄若凡　整理）

胶质瘤干细胞研究进展

胶质瘤干细胞（glioma stem cells，GSCs）是神经胶质瘤细胞中所包含的一种具有自我更新能力的亚群，具有高致瘤性、自我更新能力和放化疗抵抗等特性，被认为是胶质瘤复发的关键因素之一，也被称为胶质瘤起始细胞（glioma initiating cells，GICs）。

19. 胶质瘤干细胞与神经干细胞关系密切

肿瘤干细胞最早被发现于急性髓性白血病（acute myelogenous leukemia，AML）中，Bonnet 等分离出可以在免疫缺陷小鼠上诱发 AML 的细胞亚群，这类细胞与造血干细胞表达相似的细胞表面标记，而由它们形成的 AML 又与原发的肿瘤具有类似的生物学特性。而后，研究者从乳腺癌中分选出 CD4$^+$CD24$^-$ 的细胞，并鉴定为肿瘤干细胞，证明了实体肿瘤中干细胞的存在。

参照神经干细胞 (neural stem cell, NSC) 的特点，如形成神经球、自我更新和分化，多个研究小组在胶质瘤中找到了 GSCs，这类细胞在体外实验的神经干细胞培养条件下（无血清、无细胞黏附、有表皮生长因子和成纤维细胞生长因子等）可以悬浮生长出神经球样结构。此后，一些 GSCs 相关的标志物也得到确认，其中最重要的当属 CD133。CD133 也称为 Prominin-1，是一种细胞表面受体。Singh 等通过免疫缺陷小鼠实验证明了 CD133$^+$ 胶质瘤细胞的致瘤性，其所形成的肿瘤具有与原发肿瘤相似的形态学特征和标记分子，而 CD133$^-$ 的细胞却无此现象。但近来的一些研究发现，CD133$^-$ 细胞也具有自我更新能力，甚至可诱发肿瘤，因此，更为特异性的 GSCs 标志物还在寻找中。目前应用较多的 GSCs 标志物主要包括广谱干细胞标志物（CD133）、神经干细胞标志物（A2B5、Nestin）、胚胎干细胞标志物（Sox、Nanog），以及细胞黏附分子（CD15、CD44、L1CAM）等。综上所述，我们可将 GSCs 的主要特点归纳为自我更新、致瘤性、表达干细胞标记、多向分化潜能等。

对于 GSCs 的起源目前主要存在两种假设。① GSCs 起源于神经干细胞。由于 GSCs 和神经干细胞具有非常类似的分子特征和生物学特性，而大脑的脑室下区是神经干细胞主要存在的区域，同时有研究发现胶质母细胞瘤的发生与脑室下区存在密切的联系。Holland 等向胶质纤维酸性蛋白阳性细胞和巢蛋白阳性细胞中导入癌基因，结果发现巢蛋白阳性细胞产生肿瘤的概率显著高于胶质纤维酸性蛋白阳性细胞。综上研究提示 GSCs 是神经干细胞恶性转化而来。②祖细胞或成熟星形胶质细胞可以通过基因突变、遗传性状改变等再次激活调控自我更新的通路，从而提高自我更新能力，形成肿瘤。目前上述假设仍不能完全解释 GSCs 的起源，GSCs 的起源问题有待今后进一步研究。

20. 胶质瘤干细胞具有抵抗治疗的生物学特性

GSCs 具有干细胞的共性，即自我更新、增生、多向分化潜能，CD133⁺ 细胞在干细胞培养基上可不断增生形成悬浮、光滑的肿瘤细胞球，而用正常血清培养后，周边细胞出现突起并向四周放射延伸，这些细胞可表达神经元和神经胶质的标记。GSCs 也具有干细胞的归巢行为。正常干细胞生长时会通过分泌细胞因子、趋化作用等在周边形成特殊的微环境（干细胞龛，stem cell niche），GSCs 也可通过构建干细胞龛使微环境适于自己生存，从而达到免疫逃逸的目的，它们转移至其他部位后也可募集成新的干细胞龛，完成归巢，防止凋亡。

GSCs 与 NSC 的区别主要有两点：第一，GSCs 自我更新能力更强，在含血清培养液中仍能保持自我更新能力，分离自小儿胶质瘤的神经球可以在体外维持 4 个月而没有明显的增生性变化，NSC 却难以存活超过 1 个月；第二，分化方向不同，由 GSCs 分化而成的细胞中常见 β-tubulin-Ⅲ 和 GFAP 双阳性细胞，而 NSC 的分化细胞中却少见不同谱系标记同时表达。

放疗是胶质瘤的重要治疗方法，随着研究的深入，GSCs被认为是恶性胶质瘤耐受放疗的重要原因。经过放射处理后，CD133$^+$细胞形成的集落和瘤体显著大于CD133$^-$细胞，前者对DNA损伤修复机制的激活也强于后者，提示GSCs可能通过启动修复机制逃逸放疗，这类修复机制包括延长细胞周期和表达CHK激酶。还有研究证实抑制DNA依赖性激酶后，放疗会促进GSCs的自噬作用。此外，还有学者提出放疗可促进肿瘤细胞向GSCs转化，构成了GSCs耐放疗的恶性循环。

同放疗类似，很多胶质瘤化疗后复发，并获得多重耐药性。对从胶质瘤标本中分离出的CD133$^+$和CD133$^-$细胞进行比较分析发现，ABC超家族的多重耐药蛋白（MDR1、MDR2）在前者的表达远高于后者，提示GSCs正是化疗后幸存的耐药细胞。对胶质瘤采用TMZ治疗后，起源于室管膜下区的GSCs主导了肿瘤的复发，而靶向干预这类干细胞可明显延缓肿瘤的生长。近来也有许多关于其耐药机制的研究，抑制Notch和SHH通路后，GSCs对TMZ的反应性明显提高，减少*TAp73*、*mGluR*等基因的表达也会取得同样的效果。卞修武院士团队研究发现GSCs中有一种含量高且活性强的受体型酪氨酸激酶BMX，这种BMX导致了肿瘤干细胞对脑的破坏性生长，而脑的正常神经干细胞几乎不存在BMX，提示BMX是胶质瘤肿瘤干细胞的特异性治疗靶点。他们发现应用伊布替尼（Ibrutinib）能特异性杀伤GSCs，并与常规放射治疗协同，提高抗肿瘤疗效。

免疫逃逸也是 GSCs 耐受现有治疗手段的重要原因。目前认为 GSCs 主要通过以下 3 种方式促进肿瘤的免疫逃逸：第一，活化异常免疫细胞如调节性 T 细胞（regulatory T cell，Treg）；第二，表达负性共刺激分子，我们课题组研究发现 GSCs 可在其表面表达 MHC Ⅰ、B7-H1、B7-H4，还可以通过 IL-6/STAT-3 通路上调小胶质细胞中 B7-H4 的表达，从而通过免疫负性小胶质细胞间接发挥作用；第三，分泌免疫抑制因子，如 TGF-β、PGE2、CCL2、galectin-3 等。

鉴于 GSCs 在胶质瘤耐药、治疗抵抗中的重要作用，针对 GSCs 的治疗有望能更有效地抑制胶质瘤。我们针对 GSCs 在免疫逃逸中的重要作用，开发了以 GSCs 为靶标的免疫疗法。我们在体外用冻融法获取相应干细胞样及非干细胞样抗原，用其孵育树突状细胞（dendritic cell，DC）后激活 T 淋巴细胞，以流式细胞术检测 DCs 表面分子变化，以及非贴壁细胞中 T 细胞比例的变化，以同位素法检测效应细胞对胶质瘤细胞的杀伤率，结果显示干细胞样抗原较传统抗原具有更强的抗原性，此后进行的 Ⅰ 期临床试验也证明干细胞样抗原致敏 DC 疫苗对于胶质瘤患者安全可行，联合化疗能延长患者的生存期。

21. 不同信号转导机制的激活在胶质瘤干细胞中发挥了重要作用

随着分子生物学的迅猛发展，对 GSCs 信号转导的研究也越来越多，这可以更好地解释其生物学行为并指导治疗，主要的信号转导涉及以下 3 个方面。

（1）胞外向胞内转导：GSCs 的行为容易受到来自胞外信号的影响，这些信号通过细胞表面的配体—受体机制发挥作用，激活下游的信号通路启动级联反应而发挥后续的生物学作用。各类信号通路对细胞的增生、凋亡、应激、分化、血管生成等均起到了一定的作用，但对于 GSCs 的维持，我们挑选出比较重要的 Shh、WNT、Notch、TGF-β 通路，在此做一简要介绍。

Shh 信号通路：Shh 与其受体结合后激活一组名为 Gli 的转导分子，通过转移至细胞核而激活或者抑制下游目标。Shh 通路是胚胎发育、NSC 及各种恶性肿瘤细胞的关键调控因子。已发现 Shh 通路的突变与髓母细胞瘤有关联，在胶质瘤中也同样活跃并参与 GSCs 作用。Shh 对于 GSCs 的自我更新和成瘤必不可少，Shh 抑制剂可以减少肿瘤增生、促进凋亡。有研究发现抑制 Shh 通路可以放大 TMZ 对肿瘤的杀伤效用，体内试验同样可阻断 GSCs 生长。也有研究证实 Shh 抑制剂可以减少 GSCs，以致其不能于体内成瘤，但是他们发现 Shh 抑制剂可提高放疗后 GSCs 的存活率。近年来该通路与 Gli1 的协同作用也备受关注。综上所述，Shh 通路对 GSCs 极为重要，其抑制剂或许能够提高传统疗法的效果。

Notch 信号通路：Notch 蛋白是介导细胞交流的单次跨膜受体，一旦与配体结合，Notch 可释放其胞内段，影响细胞核的转录。Notch 可通过抑制 NSC 的分化而促进其增生。Notch-1 及其配体 Delta-like-1、Jagged-1 对 HGG 和髓母细胞瘤极为重要，其在脑肿瘤 GSCs 中的作用最早于髓母细胞瘤的研究中被发现。Notch 诱导的转录因子 Sox9 促进 Sox2 的转录，并且通过上调 Sox2 来减弱 NOTCH1 启动子的甲基化水平以增强 GSC 中的 NOTCH1 表达。在一组胶质瘤受试者中，这种正反馈回路与不良预后相关。这些发现提供的证据表明 NOTCH1-Sox2 正反馈环控制 GSCs 沿白质束的入侵。

Wnt 信号通路：最近的研究表明在肿瘤中 Wnt/β-catenin 可以调节 *MGMT* 基因的表达，而抑制该基因表达能降低肿瘤细胞的耐药性，体内实验同时也为胶质瘤的化疗提供了一个新的治疗思路。在恶性胶质瘤中，Wnt 抑制因子 1（Wnt inhibitory factor 1，WIF1）的表达能削弱肿瘤细胞基质依赖性和非依赖性增生，过表达 WIF1 可诱导恶性肿瘤细胞产生剂量依赖性的类似敏感性的细胞，下调 WIF1 后在 75% 的胶质瘤细胞内发现异常的 Wnt 信号通路，因此可能通过 WIF1 的表达使得肿瘤细胞转化成敏感型从而获得治疗。

TGF-β 信号通路：TGF-β 是一类调控细胞增生、分化的细胞因子；此外，可通过下游的 Smad 家族发挥作用。有研究发现，TGF-β 可通过 Sox2/4 维持 GSCs 的自我更新特性，下调 Sox2 后 GSCs 的成瘤性减弱。TGF-β 激活 Smad2/3/4 后促进 LIF 转录，从而活化 JAK/STAT3 信号通路，提高干细胞的增生能力。此外，TGF-β 可诱导 GSCs 中 Id1（DNA-bingding protein-1）的表达，也能够促进细胞的恶性增生。Jin 等发现 RTK 激活的 ID 通路在 GSCs 促 GBM 形成中也有重要作用。骨形成蛋白（bone morphogenetic proteins，BMP）因其在骨及软骨形成中的重要作用而得名，它们通过结合细胞表面的激酶受体而发挥作用，也属于 TGF-β 信号通路。经典的 BMP 下游是 Smad 蛋白，Smad1/5/8 的磷酸化可以使它们结合于 Smad4，从而定位于细胞核，调节转录。BMP 可调节 NSC 的增生及凋亡并促进其分化。在一些 GSCs 中，似乎存在促分化的 BMP 机制，BMP 可以抑制这类细胞的增生。BMP 配体可通过诱导肿瘤干细胞向星形胶质细胞分化而减少其数量。体内实验用 BMP 处理肿瘤干细胞可以显著延缓肿瘤增长和浸润。Lee 等报道了 BMP 处理后 GSCs 会出现分化，这提示选择性活化 BMP 通路或许可减弱 GSCs 的成瘤性能。

RTK：RTK 家族介导多种致癌生长因子通路，其中 EGFR 在胶质瘤中最为瞩目。恶性胶质瘤细胞经常过表达 EGFR 或表达变异 EGFRvⅢ，从而增加 EGFR 信号的转导。EGFRvⅢ 转染小鼠 Nestin 阳性的神经干细胞可诱导胶质瘤样病变。虽然 GSCs 的起源仍在研究中，但这些资料提示了 EGFR 途径在胶质瘤中的重要作用。在细胞培养中，GSCs 的增生和神经球形成也依赖于 EGFR。由 RTK 引发的信号通过下游分子级联转导和放大，如促存活的 AKT 通路。一旦被 RTK 激活，AKT 就促进肿瘤的生存、增生、侵袭和促血管因子的分泌。最近已经证实 GSCs 相对于其他胶质瘤细胞更依赖于 AKT 信号。AKT 的药物抑制剂可以减弱 GSCs 的神经球形成、诱发凋亡乃至减少颅内肿瘤形成。这些资料均显示抑制 AKT 可以特异性作用于 GSCs，从而降低胶质瘤的恶性程度。其他 MAPK 通路、mTOR 通路抑制剂同样被尝试用于抗胶质瘤治疗。

（2）胞内信号转导：信号通路被激活后，级联反应需要进一步从胞浆扩展至胞核，启动靶基因的转录。这一过程中转录因子起到了关键作用，而 miRNA 等起到了调节作用。它们发挥协同作用，影响了 GSCs 的生存、增生等。西班牙学者针对 GSCs 进行了转录组测序，结果分析发现 POU3F2、Sox2、SALL2、Olig2 等转录因子在 GSCs 的维持和调控中起到了决定性作用。我们课题组和美国加州大学圣地亚哥分校 UCSD 课题组合作发现 c-Myc 在 GSCs 的维持中至关重要。

c-Myc：c-Myc 在正常干细胞及肿瘤细胞生长中的关键作用已被广泛研究。c-Myc 的表达与胶质瘤的级别相关，最近发现 GSCs 上调表达 c-Myc，而 c-Myc 无论对于 GSCs 体外的生存还是体内的成瘤都至关重要，鼠胶质瘤模型同样支持这类观点。鼠星形细胞条件性过表达 c-Myc 可导致肿瘤的发生，在 TP53/PTEN 敲除鼠中，c-Myc 可起到抑制分化、促进肿瘤神经球自我更新的作用。我们课题组与美国 UCSD Clark Chen 教授合作发现，c-Myc 敲除后 GBM 细胞株的致瘤能力明显下降，而过表达 c-Myc 则导致裸鼠体内致瘤能力明显提高，同时 c-Myc 在 A2B5

阳性细胞中表达更高。c-Myc 的表达同样受到表观遗传学调控，LSD1（赖氨酸去甲基化酶 1）可以改变组蛋白 H3K4me3 的甲基化状态，LSD1 增高能影响 H3K4me27，下调 c-Myc 表达，进而影响 GSCs 的致瘤性。

Octomer4（Oct4）：Oct4 与 Sox2、Nanog 一样，被认为是平衡胚胎干细胞增生和分化的重要因子。Oct4 在很多人胶质瘤标本及细胞系中高表达，并与肿瘤级别相关。虽然其直接作用尚不清楚，但鼠 C6 胶质瘤细胞中的过表达可上调 Nestin，这都提示 Oct4 可能抑制 GSCs 的分化。

Olig2：Olig2 是一类几乎只在中枢神经系统中表达的转录因子。大脑发育过程中，Olig2 在分化为少突胶质细胞和某些神经元亚型的神经祖细胞中表达。病理分析说明，Olig2 在几乎所有成人星形细胞瘤中表达并可诱发肿瘤，提示其与 GSCs 的关联性。从功能学角度，Olig2 是正常 NSC 和 GSCs 所必需的，Olig2 可维持神经祖细胞的复制能力从而保证其多向分化潜能。Olig2 可能通过抑制 p21 来调节 GSCs 的增生。

BMI1：BMI1 属于 Polycomb 组基因，经常作为上游的沉默基因发挥作用。已发现 BMI1 可决定多种干细胞的命运，对 NSC 的自我更新也起积极效应。BMI1 在包括胶质瘤的很多肿瘤中过表达。通过比较野生型和 BMI1 敲除型鼠的细胞，研究者证明 BMI1 对成熟星形细胞和 NSC 的转化同样重要。转化后的野生型 NSC 可在体内诱发 HGG，而 BMI1 缺乏的 NSC 只能诱发一些

LGG，且其中极少细胞表达 Nestin，提示 GSCs 的数量较少。尽管并不清楚 *BMI1* 对人 GSCs 是否同样重要，但 *BMI1* 对肝癌干细胞的维持作用已得到证实。

miRNA：miRNA 是通过转录后机制沉默目标 mRNA 的小型非编码 RNA，可远距离调控多种 mRNA，如 miRNA-21 在 GBM 中显著高表达，而抑制其功能后可以促进肿瘤凋亡；而 miRNA-145 的水平在 HGG 中有所下降。过表达这两类 miRNA 均可以诱导 GSCs 的分化从而减少增生，说明其可起到肿瘤抑制的作用。同样，miRNA-451 在 CD133$^+$GSCs 中的表达低于 CD133$^-$ 的胶质瘤细胞，miRNA-451 的表达可以抑制 GSCs 的生长并干扰肿瘤球形成。

（3）细胞对微环境的信号反馈：肿瘤干细胞与其所处的微环境之间的作用是相互的，肿瘤干细胞不仅通过受体接受来自胞外的信号，也发送信号来影响微环境。血管形成是最好的例子。

VEGF 和其他血管生成因子：活跃的血管形成是实体肿瘤的重要标志，可为肿瘤提供氧气和营养，甚至辅助转移。恶性胶质瘤往往含有丰富的血管，较多的新生血管也提示肿瘤的高度恶性及较差的临床预后。鉴于 GSCs 在胶质瘤中的重要地位。我们有理由认为 GSCs 和血管形成密切相关。相比于非干细胞的胶质瘤细胞，GSCs 有更强的促血管生成能力，这可能源于 VEGF 的过度分泌。体内及体外实验均已证实，用 VEGF 抗体贝伐单抗处理 GSCs 可以减弱它的促血管生成作用，从而抑制成瘤。GSCs 上调

VEGF 的机制尚不清楚，缺氧、酸中毒、癌基因的激活都可能有一定作用。此外，前文提及的干细胞巢也反映了 GSCs 与微环境的相互作用，GSCs 与微环境的关系还可参见"肿瘤微环境在胶质瘤诊治中的研究进展"部分。

22. 针对胶质瘤干细胞的治疗

近年来，针对肿瘤特异性标志物和活化通路的靶向治疗逐渐受到重视。目前涉及 GSCs 的靶向治疗主要分为以下几个方面：调节信号通路、促进分化、提高放疗敏感性、干细胞巢间接作用、溶瘤病毒疗法、抑制黏附分子。具体方法见表 4。

表 4　针对 GSCs 的靶向治疗

治疗原理	靶向目标	方法
调节信号通路	Notch	γ-secretase 抑制剂
	PI3K 通路	AKT 抑制剂
	SHH 通路	环杷明 Cyclopamine
	NF-kappaB 通路	抗 A20 的 shRNA
	c-Myc 通路	抗 EZH2 或 DANep 的 shRNA
		抗 c-Myc 的 shRNA
	CXCR4	AMD3100
	IL6	shRNA 或抗体

基因疗法也是胶质母细胞瘤治疗的新方向，胶质母细胞瘤的发生、发展涉及许多基因的调控，从分子水平上对 GSCs 的基因进行改造，将影响胶质母细胞瘤的增生、凋亡等一系列生物学行为。进行干细胞的转基因治疗，目前常用的是胸腺嘧啶脱氧核苷激酶（thymidine kinase，TK）/ 丙氧鸟苷（ganciclovir，GCV）自杀基因治疗方法。将 I 型单纯疱疹病毒编码 TK 的基因插入合适的病毒载体，而 TK 可以将抑病毒药物 GCV 转化为有毒性作用的代谢产物。带有自杀基因的病毒载体可以在表达载体细胞（VPC）中扩增。将 VPC 注入大脑后释放载体，病毒对感染肿瘤干细胞有较高选择性，并不对周围的正常组织造成损伤。转入核内的 *TK* 基因产物在胞浆内累积。注射核苷类似物丙氧鸟苷（甘昔洛韦）后，在 TK 作用下 GCV 转变为具有毒性作用的三磷酸甘环鸟苷。三磷酸甘环鸟苷通过抑制 DNA 聚合酶的活性及错误插入复制的 DNA 链中，以阻断 DNA 合成，诱导干细胞死亡或凋亡。

显而易见，靶向肿瘤干细胞的药物对治疗肿瘤有更好效果，但目前的抗肿瘤药物都是用肿瘤细胞系筛选出来的，对肿瘤干细胞效果甚微。利用 GSCs 进行药物筛选有一系列优势：①大规模筛选抗肿瘤干细胞药物的前提获得足够肿瘤干细胞。GSCs 是最早分离鉴定的实体瘤干细胞之一，也是极少数能体外长期培养的肿瘤干细胞之一，在肿瘤干细胞研究中具有重要的示范意义。② GSC 除了可悬浮培养形成类似神经球样的细团外，也可长期贴壁传代培养，极有利于高通量筛选。③与在含血清的培养基中进行胶质母细胞瘤原代细胞培养不同，GSCs 基因组和基因表达谱在长期培养条件下都极稳定。因此 GSCs 是目前筛选抗肿瘤干细胞药物的理想选择。

GSCs 的发现和研究无疑大大推进了我们对胶质瘤的认识，但这一领域仍有诸多问题需要进一步的探究，大致可列为以下几个方向。第一，寻找更为特异的 GSCs 标志物。虽然目前最常用 CD133 来标记 GSCs，但已有研究发现 CD133 阴性的细胞也可能是干细胞，因此，更加特异的标志物不仅有助于我们定义 GSCs，也可为靶向治疗提供更为准确的靶点。第二，明确 GSCs 的起源。GSCs 与正常成人 NSC 及祖细胞间的关系还不够明确，在胶质瘤的进展过程中，如果能够了解 GSCs 由何种细胞经过突变而催生，那么就可以根据 GSCs 来建立新的胶质瘤分类，或许能够更好地提示预后乃至指导治疗。第三，研究 GSCs 耐化疗及放疗的机制。GSCs 对传统疗法的逃逸一直困扰我们，进一步深入揭示所涉及的信号转导机制将是 GSCs 研究的关键之处。第四，靶向治疗的开发与完善。已有多种针对 GSCs 的靶向疗法被提出，但鉴于 GSCs 与正常成人 NSC 及祖细胞共用很多基因和抗原，因此如何精确靶向定位、避免损伤正常细胞是这些新兴疗法需要考虑的重要问题。

中国医学临床百家

参考文献

1. BRESCIA P, ORTENSI B, FORNASARI L, et al.CD133 is essential for glioblastoma stem cell maintenance.Stem Cells, 2013, 31 (5): 857-869.

2. 花玮, 姚瑜, 周良辅. 恶性胶质瘤肿瘤干细胞标志物研究进展. 中华外科杂志, 2011, 49 (10): 944-946.

3. CAMPOS B, GAL Z, BAADER A, et al.Aberrant self-renewal and quiescence contribute to the aggressiveness of glioblastoma.J Pathol, 2014, 234 (1): 23-33.

4. NAKANO I.Stem cell signature in glioblastoma: therapeutic development for a moving target.J Neurosurg, 2015, 122 (2) 324-330.

5. JACKSON M, HASSIOTOU F, NOWAK A, et al.Glioblastoma stem-like cells: at the root of tumor recurrence and a therapeutic target. Carcinogenesis, 2015, 36 (2): 177-185.

6. CICERONI C, BONELLI M, MASTRANTONI E, et al.Type-3 metabotropic glutamate receptors regulate chemoresistance in glioma stem cells, and their levels are inversely related to survival in patients with malignant gliomas.Cell Death Differ, 2013, 20 (3): 396-407.

7. 花玮, 姚瑜, 储以微, 等. 人胶质瘤干细胞样抗原致敏树突状细胞疫苗 I 期临床试验研究. 中华神经外科杂志, 2011, 27 (1): 90-93.

8. JUN H J, BRONSON R T, CHAREST A.Inhibition of EGFR induces a c-MET-driven stem cell population in glioblastoma.Stem Cells, 2014, 32 (10): 338-348.

9. KOZONO D, LI J, NITTA M, et al.Dynamic epigenetic regulation of glioblastoma tumorigenicity through LSD1 modulation of MYC expression. Proc Natl

Acad Sci USA，2015，112（30）：E4055- E4064.

　10. LAN X，JÖRGD J，CAVALLIF M G，et al. Fate mapping of human glioblastoma reveals an invariant stem cell hierarchy. Nature，2017，549（7671）：227-232.

（岳琪　整理）

肿瘤微环境在胶质瘤诊治中的研究进展

　　1978 年，Schofield 提出了"微环境"假说，用来描述支持干细胞生长的生理性微环境。肿瘤微环境，即肿瘤细胞产生和生活的内环境，其中包括了肿瘤细胞及周围的成纤维细胞、免疫和炎性细胞、胶质细胞等，同时包括附近区域内的细胞间质、微血管，以及浸润在其中的细胞分子等。肿瘤因为其特殊的增殖形式和发展过程，打破了正常的内环境，不停地创造有利于自己生长的组织环境，从而形成了与正常的组织环境截然不同的肿瘤微环境，即缺氧、酸中毒、间质高压、大量的生长因子、免疫炎症反应和蛋白水解酶等。特殊的微环境导致肿瘤有其独有的特征，如抵抗细胞凋亡、基因组不稳定和持续增殖的信号、规避生长抑制、免疫逃逸、特殊的血管生成、浸润和转移等。这些特征导致肿瘤的传统治疗方法，如手术切除、放疗和化疗效果不理想，患者预后较差，易复发和转移。

23. 胶质瘤干细胞参与胶质瘤特殊微环境的构筑

GSCs 是胶质瘤发生、发展的根源。GSCs 存在于特定的微环境，即干细胞龛中，这些微环境既有与正常干细胞类似之处，也有其独特之处。GSCs 在干细胞龛的特殊环境中能维持未分化和自我更新状态。组成龛的细胞会产生信号和生长因子，促进"干性"维持。一些 GSCs 内在调控的核心分子通路，包括 c-Myc、Oct4、Olig2 和 Bmi1 等，可能通过 Bmi1/p53/Rb 信号通路、TGF-β 信号通路、Wnt 信号通路、Notch 信号通路和 Hedgehog/Nanog 信号通路等参与其中。同时，GSCs 还受到细胞间和细胞外基质相互作用的影响。最近的研究表明，GSCs 与微环境之间的作用是双向性的，这种双向作用可能会影响肿瘤细胞的命运。在本节中，我们对 GSCs 与血管性微环境、缺氧性微环境、免疫微环境关系的研究进展做一简要回顾，亦可参见"胶质瘤干细胞研究进展"和"免疫治疗是未来胶质瘤辅助治疗的方向"部分内容。

研究表明，血管微环境可以通过 Akt/PKB 信号通路激活使 GSCs 对化疗和放疗产生耐受，GSCs 位于血管微环境周围，而破坏血管微环境可以消灭 GSCs。胶质瘤移植动物模型表明，增加血管内皮细胞或血管的数量可增加 GSCs 的数量并促进肿瘤的生长，同时 GSCs 也可以通过分泌 VEGF 等促进血管生成。实体肿瘤因为肿瘤细胞高速增生等原因，会出现缺氧区域与供氧不足区域。研究表明，GSCs 较分化细胞更容易耐受缺氧，同样缺氧微环境在维护 GSCs 生存方面起着关键性的作用。缺氧可促进 GSCs 扩增，这可能与 HIF-1α 和 HIF-2α 直接相关。研究者检测了 GSCs 的缺氧反应，证实了相对于非干细胞样肿瘤细胞和正常神经前体细胞，缺氧诱导因子 HIF2a 和多种 HIF 调节基因优先表达于 GSCs。靶向作用于 GSCs 的 HIFs 会抑制其自我更新、增生和在体内的生存能力，并削弱 GSCs 在体内的致瘤能力。

此外，虽然机体有严密的免疫监视机制，但 GSCs 可以通过改变表面抗原、表达免疫逃逸相关分子、诱导具有免疫抑制能力的细胞或细胞因子等多种机制逃避免疫监视。此外，其微环境间质细胞也参与其中。

24. 肿瘤微环境与血管

（1）血管生成相关细胞：胶质瘤大多血供丰富，越来越多的证据证明，内皮细胞、血管周细胞和星形胶质细胞构成的胶质瘤血管系统可以促进肿瘤的进展。尤其是随着外周血管龛（perivascular niche，PVN）概念的出现，胶质瘤微环境中的血供系统被越发重视。内皮细胞增生和微血管过度增生是 HGG 典型的病理特征。微血管增生即构成微血管的内皮细胞、血管周细胞，以及血管平滑肌细胞的过度增生，该区域代表着血管生成区域，也是肿瘤易进展、侵袭的部位。

PVN 也是脑肿瘤干细胞聚集的主要部位。在正常脑组织中，NSC 绝大多数存在于血管周围。研究表明，NSC 与其微环境中的内皮细胞及其他基质细胞相互调节，这种结构分布有利于干细胞保持其活性。与之相似的调节系统也存在于胶质瘤组织的 PVN 区域，血管龛中的 GSCs 与其微环境中的内皮细胞和其他基质细胞也可以通过相互作用保持其干细胞活性。体外实验表明，相对于正常神经元细胞，GSCs 在与血管内皮细胞共培养过程中，其与内皮细胞结合更为紧密，且与内皮细胞紧密接触的 GSCs 体现出更好的自我更新能力。这表明，PVN 中的细胞直接接触介导的信号传递对于肿瘤的进展可能起到重要的作用。PVN 发育过程中还可以募集骨髓来源的细胞，包括内皮祖细胞、血管周细胞原始细胞及 CD45$^+$ 细胞。内皮祖细胞可分化为血管内皮细胞，而血管周细胞原始细胞可发育为血管周细胞和平滑肌细胞，它们共同构成了脉管系统。部分 CD45$^+$ 细胞将来会发育成为血管周围的巨噬细胞和小胶质细胞。

在正常脑组织中，血管周细胞和血管平滑肌细胞围绕在血管周围，具有维持脉管形态和血流动力学稳定的作用，此过程是通过表达 PDGFB 的内皮细胞对血管周细胞和平滑肌细胞的募集作用实现的。在肿瘤微环境中，血管周细胞和平滑肌细胞的募集对于维持 PVN 形态的稳定和肿瘤内皮细胞的活性具有重要的作用。研究表明，血管周细胞和平滑肌细胞的募集会促进微血管过度增生，同时血管周细胞表达的 NG2 蛋白被证明能促进胶质瘤细胞增生。其他研究也表明，血管周细胞的募集对于肿瘤组织内的血管生成也有促进作用，HIF-1α 可能参与了 PVN 内血管周细胞的募集。

血管内皮细胞在肿瘤的进展过程中也起到了重要的作用。除了早已被公认的作为肿瘤细胞营养和氧气的供应者，内皮细胞还通过提供相关细胞因子保持肿瘤干细胞的活性，并促进肿瘤内血管的生成。大鼠胶质瘤切片的延时显微镜观察显示，表达 Nestin 和 CD133 的 GSCs 在迁移过程中会沿血管走行定位插入紧密排列的血管内皮之间，且沿血管壁排列的 GSCs 数量与肿瘤等级呈正相关。此外，研究表明，血管内皮细胞可以分泌一氧化氮（nitric oxide，NO），使 GSCs 自我更新能力和成瘤能力增强；而通过 NO 合酶抑制剂降低 NO 合成能力，可以延长荷瘤小鼠的生存期。研究已证实，VEGF 是直接作用于血管内皮细胞的生长因子。VEGF 与其受体 VEGFR2 特异性结合可激活血管内皮细胞增生，促进血管生成，同时，还可调节内皮细胞通透性，参与调节肿瘤增生。另有研究表明，神经纤毛蛋白 1（neuropilin-1，NRP1）是 VEGF 的辅助受体，它可以增强 VEGF 与 VEGFR2 的结合力，且其表达程度与胶质瘤的临床病理特征及预后密切相关。

（2）胶质瘤血管生成拟态与肿瘤微环境：血管生成拟态（vasculogenic mimicry，VM）是一种无内皮细胞覆盖、肿瘤细胞相互连接形成的管腔结构，最早由 Maniotis 等在葡萄膜恶性黑色素瘤中发现。这一特殊结构参与肿瘤微环境的构建，为肿瘤的发生与发展提供结构支持。组织切片染色表明，VM 内衬有肿瘤细胞，大量层粘连蛋白环绕肿瘤细胞构成球状巢。其特点在于，在大量基质围绕的管腔内，通过光学显微镜、透射电子显微镜和免疫组织化学等方法均未检测到内皮细胞，这与传统的血管生成概念大相径庭。在胶质瘤方面，研究者在裸鼠胶质瘤模型中鉴定出VM，发现肿瘤染色出现 CD34 阴性而 PAS 阳性的管腔为 VM，而 CD34、PAS 双阳性的管腔为内皮血管，且两种管腔均出现红细胞，但无坏死。这说明 VM 和内皮血管均可出现在胶质瘤的形成过程中，同时 VM 与内皮血管可能相互影响，共同参与了胶质瘤微环境。VM 结构的存在与预后不良有关，在 VM 表达阳性的侵袭性肿瘤中，血管壁细胞相关基因如组织因子（tissuefactor，TF）、组织因子途径抑制剂（tissue factor pathway inhibitor，TFPI）出现上调，这些都是调节凝血途径的关键成分。VM 阳性的侵袭性肿瘤表现出像血管内皮一样的抗凝血机制，而管形网状结构包含血浆和血液细胞，这意味着肿瘤细胞排列所形成的无内皮细胞的网状结构可以促进体内血液的流动。VM 是肿瘤组织生长早期主要的血供模式，随着瘤体逐渐增大，内皮细胞分化和增生形成马赛克样血管作为一种过渡模式，最后，内皮依赖性血管取代 VM 和马赛克样血管成为肿瘤生长后期的主要血供模式。因此，当内皮依赖性血管因需要出芽生长和招募内皮细胞而无法满足恶性肿瘤生长的时候，VM 可能是肿瘤组织早期主要的血供来源。

VM 形成的调控因子是目前研究的重点，但具体机制不是很明确。有研究发现 VM 形成过程中有大量的细胞，包括 VEGF、环氧化酶等表达增加，而基质金属蛋白酶、组织因子通路途径抑制物等参与 VM 形成的调节。研究表明，在胶质瘤中 CD133$^+$ 的肿瘤细胞更易形成 VM；相似的研究也提到 VM 管壁细胞具有与 GSCs 相同的表型。有一些研究为 GSCs 转分化为内皮细胞提供了证据，如 GSCs 在内皮细胞因子诱导培养基的条件下呈典型的石板样形态，其超微结构与血管内皮细胞相似；另外 GSCs 可转分化为血管平滑肌样细胞，表达血管壁标志物 SMA、PDGFRβ。这表明，GSCs 能通过转分化为血管内皮祖细胞、血管内皮细胞或血管平滑肌样细胞来形成功能性血管。

无论是促进还是抑制血管形成的因子，其均可以通过自分泌、内分泌和旁分泌的形式影响着肿瘤内部的血管构筑，在这一过程中，各种细胞因子既可通过直接分泌，又可通过外泌体（exosome）的形式传递。有研究将 GBM 患者血液和脑脊液中的外泌体提取后作用于内皮细胞，发现其 AKT/ β-catenin 异常激活，继而表现出增生和侵袭能力的改变。通过微流控技术观察到，来源于 U87 的含有 Notch 信号通路的重要配体 DLL4 的外泌体能够增加内皮细胞的活动能力，这种新的细胞间信号传递方式为未来抗血管治疗打开了新的一扇窗。

25. 胶质瘤微环境与胶质瘤侵袭

胶质瘤尤其是 GBM，是一种高度侵袭性肿瘤，与周围正常脑组织无清晰的边界，这也是胶质瘤难以根治的原因之一。胶质瘤侵袭主要涉及 3 个过程：①肿瘤细胞与细胞外基质（extracelular matrix，ECM）的黏附；② ECM 的降解；③肿瘤细胞的迁移和血管生成。在上述过程中，肿瘤微环境对于肿瘤的侵袭起到了调控作用。

从目前的研究来看，降解 ECM 相关因素主要涉及基质金属蛋白酶类（matrix metalloproteinases，MMPs）、尿激酶型纤溶酶原激活因子（urokinase type plasminogen activator，uPA）、组织蛋白酶类（cathepsins）等。其中，MMPs 作用最为明显，它几乎能降解 ECM 中的各种蛋白成分。已有研究证实，MMP-2、MMP-9 在人胶质瘤组织中表达明显增高，且其表达水平与肿瘤恶性程度呈正相关。uPA 及 uPA 受体可以通过介导纤溶酶原激活为纤溶酶，直接降解 ECM 和基底膜。体内和体外实验均表明，下调 MMP-9、uPA 受体、cathepsin B 表达可以阻断整合素信号的活化，从而下调胶质瘤的侵袭能力。

胶质瘤微环境中的一些非肿瘤细胞也参与调节肿瘤侵袭过程。在胶质瘤中，成纤维细胞可在肿瘤细胞的活化下，促进肿瘤血管生成和肿瘤细胞转移。还有研究发现，脑组织来源的原代成纤维细胞和原代胶质瘤细胞共培养，可以通过促进肿瘤细胞的 MMP-2 及其活化因子 MT1-MMP、MT2-MMP 的活性而上调肿瘤细胞的侵袭能力。另外，研究表明，星形细胞与 CD133⁺ 的 GSCs 共培养，能明显上调 GSCs 的侵袭能力。此外，肿瘤相关巨噬细胞、成纤维细胞，以及一些淋巴细胞也可以通过分泌细胞因子和趋化因子，调节肿瘤的侵袭行为。细胞黏附分子是表达在细胞表面的受体分子家族，包括整合素家族、选择素家族、免疫球蛋白超家族等，同样参与了细胞与细胞、细胞与 ECM 之间的黏附。

胶质瘤微环境中的生长因子也参与了胶质瘤侵袭的进程，且其与受体结合的过程受到了越来越多研究者的关注。EGFR 及其突变体Ⅲ（EGFR-vⅢ）可以激活 MMP-1、MMP-13、纤维细胞激活蛋白（fibroblast activation protein，FAP），增强 GBM 的侵袭能力。研究表明，人 GBM 标本中野生型 EGFR 的表达量与 GBM 侵袭程度呈正相关；小鼠胶质瘤模型研究显示，EGFRvⅢ促进肿瘤细胞侵袭的能力与 STAT3 的活化并激活 MMP-1、MMP-13 等相关。VEGF 与肿瘤血管生成息息相关，早期研究均认为，VEGF 能显著促进胶质瘤的血管生成，且其表达水平与胶质瘤的等级呈正相关；然而最近的研究表明，VEGF 通过募集蛋白酪氨酸磷酸酶 1B（protein tyrosine phosphatase 1B，PTP1B），抑制胶质瘤的侵袭，这也表明 VEGF 可能对胶质瘤的侵袭起到了双向调节的作用。

胶质瘤微环境中的某些相关酶类，也影响胶质瘤的侵袭进程。复旦大学附属华山医院神经外科胶质瘤团队研究发现，钙蛋白酶家族成员 Capn4 的表达水平与肿瘤等级呈正相关，通过 RNA 干扰敲除其表达，发现 Capn4 高表达胶质瘤表现出更强的侵袭能力，且意味着更差的预后；进一步研究表明，Capn4 通过调节 miR-124 表达而影响 MMP-2 水平，从而影响胶质瘤的侵袭能力。

26. 胶质瘤的免疫微环境具有其独特性

（1）中枢神经系统免疫豁免概念的转变：近几十年来，关于中枢神经系统免疫环境的共识观点中，血脑屏障（blood brain barrier，BBB）已经从阻止细胞和可溶性分子交换的静态屏障，转换为可调节内外物质交换的调节系统。炎症过程中，在呈浓度梯度分布的化学因子，如 γ-IFN 和 α 整合素、β 整合素、基质金属蛋白等的作用下，免疫淋巴细胞可迁移至中枢神经系统。可溶性免疫相关因子，如免疫球蛋白等也可以通过血脑屏障，其穿过血脑屏障可能是通过载体介导转运的方式。例如，FcRn 作为一种普遍存在的、在多种组织中表达的免疫球蛋白受体，可以介导免疫球蛋白在血脑屏障的运输。

"免疫豁免"的概念由来已久，常被归因为相关免疫反应钝化或抗原修改。传统的观念认为，大脑缺乏传统的淋巴系统，很少甚至几乎不含有特异性抗原呈递细胞（antigen-presenting cells，APCs），并且针对外来抗原免疫应答十分微弱，这些都支撑着大脑是一个"免疫豁免"组织这一理论。但随着研究的深入，越来越多的证据表明，中枢神经系统实际上含有健全的先天免疫系统和适应性免疫系统，并且中枢神经系统的免疫反应是动态变化的，而并非绝对状态。此外，中枢神经系统中的一些帮助调节局部免疫反应的结构性和功能性免疫调节特性，在身体其他器官中也有所反映。因此，中枢神经系统"免疫豁免"这一传统概念已成为过去，准确地说它是一个可随情境变化而非绝对一成不变的系统。

　　缺少传统的淋巴系统曾经被作为中枢神经系统"免疫豁免"的证据，而现在很清楚的是，可溶性抗原可以从中枢神经系统进入外周淋巴结。体内示踪研究表明，中枢神经系统抗原通过 CSF 途径经过筛板进入鼻黏膜。事实上，在稳态条件下，中枢神经系统产生的抗原与其他位点产生的抗原以类似的方式，在外周淋巴结中被树突状细胞捕获。在下文"胶质瘤微环境中的抗原呈递"部分，将会针对中枢神经系统和周围组织中的抗原呈递进行更深入的讨论。

　　虽然中枢神经系统并没有绝对的"免疫豁免"特性，但在稳态条件下其免疫细胞相对缺乏却是不争的事实。静息状态，CSF 引流的空间，包括脉络丛、软脑膜、脑室和血管周围空间中，都含有抗原呈递细胞，它们通过与中枢神经系统外的器官中同样的方式应对外来抗原。相比较而言，脑实质一般没有外周免疫细胞，而是被血脑屏障内皮细胞维持在静息状态。白细胞进入的脑实质屏障包括位于内皮细胞后侧的 CSF 引流 Virchow-Robin 血管周间隙及胶质界膜，也就是位于血管周围间隙和脑实质之间的星形胶质细胞足突屏障。除了形成免疫细胞第二道机械屏障，足突也表达死亡配体 FasL/CD95L，可以与 T 细胞表面的 Fas 受体结合，诱导 T 细胞凋亡，抑制炎症反应。因此，在稳态下进入 Virchow-Robin 间隙的绝大多数炎症细胞，都被保留在血管周围的空间中，不会继续穿过胶质界膜。在疾病状态下，血脑屏障的完整性被破坏，大量循环免疫细胞才会浸润脑实质。

尽管有关中枢神经系统如何及何时协调免疫反应的精确机制尚不清楚，但是越来越多的证据表明，一些在大脑中观察到的免疫调节过程也可在体内其他组织中存在。例如，Fas 配体 FasL 不仅在星形胶质细胞中表达，而且在其他多个外周组织中包括淋巴组织、肝脏、睾丸、横纹肌等均有分布。在睾丸中，也存在与中枢神经系统类似的由细胞间紧密连接形成的血液—组织屏障。大脑、肝脏、胃肠道等多个器官都能分泌免疫调节因子，加强 Treg 的表达，诱导局部免疫耐受。因此，随着旨在克服血脑屏障免疫调节机制的治疗方法的发展和深入，也可能为其他类似器官的免疫治疗带来福音。

（2）胶质瘤微环境中的抗原呈递：通常来讲，细胞外抗原在细胞表面被捕获并吞噬，通过与特异性 APC 表面 MHC Ⅱ 类分子结合，进一步呈递给 CD4$^+$T 淋巴细胞；而内源性抗原则是经过细胞内粗面内质网的处理后，与 APC 表面的 MHC Ⅰ 类分子结合并呈递给 CD8$^+$T 淋巴细胞。然而，肿瘤抗原的表达还涉及第三种方式——"交叉呈递"：死亡肿瘤细胞裂解后产生的肿瘤抗原与 MHC Ⅰ 类分子相结合，并进一步呈递给 CD8$^+$T 淋巴细胞，进而激发针对肿瘤细胞的适应性免疫反应。

虽然中枢神经系统已经被证实有抗原呈递细胞存在，但是中枢神经系统肿瘤抗原呈递是起始于脑内还是外周仍未得到最终定论。由于血脑屏障的存在，中枢神经系统的"原住民"小胶质细胞被普遍认为是脑内呈递抗原的主角。体内和体外实验均证实，小胶质细胞具有交叉呈递抗原的能力，全身辐射可以清除颅内和外周的树突状细胞和巨噬细胞。Jarry 等通过向辐射处理后的小鼠模型颅内注射 OVA 抗原，发现小胶质细胞可以呈递 OVA 抗原并激活 CD8$^+$T 细胞，而激活免疫反应；同时发现辐射处理组 CD8$^+$T 细胞激活程度弱于对照组，这也证实了颅内树突状细胞的抗原呈递特性。肿瘤浸润性树突状细胞在胶质瘤抗原呈递过程中也可能发挥重要的作用，且其呈递抗原的能力可能强于小胶质细胞。

然而，在胶质瘤微环境中，小胶质细胞和肿瘤浸润树突状细胞是否能够成功激活 CD8$^+$T 细胞仍未可知。研究表明，在胶质瘤微环境中高浓度的免疫抑制细胞因子，如 TGF-β、IL-10、PGE2 等的作用下，小胶质细胞表面的 MHC 分子表达下调。即使从胶质瘤组织中分离出小胶质细胞并给予相应刺激，其表达 MHC 分子的能力仍低于正常小胶质细胞。此外，在胶质瘤微环境中，小胶质细胞分泌的促炎细胞因子 TNF-α 较正常的小胶质细胞多 50%，且呈现更高水平的 STAT3 活化和 IL-10 分泌。同时，IL-10 被证实可以抑制树突状细胞的成熟，使树突状细胞维持在休眠状态。这些结果表明，在胶质瘤微环境的作用下，抗原呈递细胞向免疫抑制表型转化，其呈递肿瘤抗原的能力受到抑制。

除了小胶质细胞和树突状细胞，肿瘤相关巨噬细胞（tumor-associated macrophages，TAMs）、B 淋巴细胞和血管周细胞可能也承担着中枢神经系统肿瘤抗原的抗原呈递任务。TAMs 在胶质瘤组织中的含量甚至高于小胶质细胞，因而也被认为承担着较小胶质细胞更为重要的抗原呈递任务，这也在小鼠多发性硬化模型中得到证实。然而，至今仍然没有公认的可区分以上二者细胞表型的方法，因此，二者的抗原呈递能力无法从数量上精确比较。

传统观念认为，T 细胞免疫在抗肿瘤免疫中起主导作用。然而，近来有研究发现，B 细胞具有抗原呈递能力，参与了抗肿瘤免疫，在中枢神经系统中也逐渐被认为具有类似功能。I 型单纯疱疹病毒胸苷激酶（TK）和酪氨酸激酶 3（Ad-Flt3L）经腺病毒介导后静脉注射可以募集抗原呈递细胞，杀伤肿瘤细胞。该方法可以延长 60% 野生型小鼠的生存周期，而对 B 细胞缺陷小鼠无效。转录调节因子 Blimp-1 对于 B 细胞终末分化为具有抗体分泌功能的浆细胞具有至关重要的作用。以上疗法用于 Blimp-1 缺陷型小鼠和野生型小鼠，其生存期无明显差异，这表明，B 细胞的抑制肿瘤功效与肿瘤相关抗体的生成无关。

传统观点认为，血管周细胞对于小动脉、小静脉、毛细血管调节血流量、血管通透性和血管重塑方面具有重要作用，但近来也被证明其具有吞噬和抗原呈递能力。有研究表明，脑毛细血管周细胞对于炎性细胞因子异常敏感。TNF-α 和 IFN-γ 等炎症因子

中国医学临床百家

可以上调其吞噬抗原能力并上调 MHC Ⅱ 类抗原表达。然而，在胶质瘤微环境中的血管周细胞是否具有交叉呈递抗原的能力，以及胶质瘤微环境对其呈递能力的调控途径仍待探究。

（3）胶质瘤微环境中的免疫因子：一些细胞因子具有广泛的生物活性作用，可以介导肿瘤细胞的增生、侵袭和免疫逃逸。因此，针对细胞因子的治疗对于全身或颅内肿瘤都有十分美好的前景。然而，细胞因子治疗的一大难题是这些细胞因子的多效性和双相的免疫调节作用，以及"细胞因子风暴"带来的不良反应等。

IL-10：IL-10 是一种经典的免疫抑制因子，它可由众多先天免疫和适应性免疫系统的细胞如抗原呈递细胞和 $CD4^+$ 辅助性 T 细胞，以及颅内和全身的恶性肿瘤分泌。辅助性 T 细胞、单核细胞、巨噬细胞和树突状细胞是 IL-10 介导的免疫抑制反应最主要的靶点和参与者。IL-10 与树突状细胞表面的 IL-10 受体相结合可以激活 STAT3 转录调控因子，进而促进 IL-6、TNF-α 及 IL-1B 的分泌，上调 IL-10 的分泌，维持树突状细胞的非成熟状态。对于巨噬细胞、单核细胞和树突状细胞，IL-10 可以通过激活 MARCH1 从而抑制细胞呈递抗原的能力。IL-10 也能通过诱导和维持 Tregs 细胞转录因子 Foxp3 的表达，阻碍细胞毒性 T 细胞的效应。矛盾的是，IL-10 也可以发挥促炎症和抗肿瘤作用，它能有效地刺激 NK 细胞、肥大细胞和 B 细胞活化，并可与其他细胞因子共同增强 $CD8^+T$ 细胞的细胞毒活性。IL-10 也能通过抑制血管生成因子的启动子，发挥抗血管生成作用，它在某些临床前肿瘤模型中已被证明能够抑制肿瘤的生长。

很早就有研究表明，体内胶质瘤组织可以分泌 IL-10。在星形细胞胶质瘤亚型中，IL-10 的 mRNA 表达水平与肿瘤等级呈正相关。胶质瘤细胞并不直接分泌 IL-10，而是以产生可溶性细胞因子，进而诱导 TAMs 和小胶质细胞分泌 IL-10 为主。IL-10 在胶质瘤中的免疫抑制作用与身体其他部位肿瘤相似，可以下调单核细胞表面的 MHC Ⅱ 类抗原的表达并抑制免疫细胞 IFN-γ 和 TNF-α 的分泌。IL-10 也能上调胶质瘤相关巨噬细胞和外周血单核细胞的 B7-H1（PD-L1）表达。B7-H1 可以结合并刺激活化 T 细胞受体 PD-1，引起 T 细胞失能和凋亡。此外，体外研究中已经证实，IL-10 可以增进胶质瘤增生和侵袭的能力，并与其剂量呈正相关。

然而，近来也有研究表明，接种溶瘤抗原负载的树突状细胞疫苗，可以通过刺激胶质瘤相关 T 细胞以持续分泌 IL-10 进而抑制肿瘤生长。此过程中 IL-10 可能与 IFN-γ 相互作用，通过调节胶质瘤相关抗原呈递细胞内的吲哚胺 2，3- 双加氧酶（indoleamine 2，3 dioxygenase，IDO）介导的组氨酸代谢活动而抑制肿瘤生长。IDO 的肿瘤抑制功能将会在后文中提及。

综上所述，IL-10 对于胶质瘤生长的促进作用体现出双面性，这与肿瘤所处的生理微环境密切相关。源自 TAMs 的 IL-10 在总体上表现出促肿瘤和免疫抑制效应，然而 T 细胞持续分泌引起的 IL-10 高浓度也具有促进免疫反应和抑制肿瘤的功效。在肿瘤免疫治疗过程中，我们应该认清 IL-10 分泌细胞所处的具体微环境，有效地杀灭促肿瘤的 IL-10 分泌细胞。

TGF-β：TGF-β 是一种分子量为 25kDa 的细胞因子，可由多种类型的细胞如免疫细胞和恶性肿瘤细胞分泌；它具有高度多效性，能调节多种生物学功能，如细胞增生、迁移、血管生成、胚胎干细胞分化和免疫监视等。TGF-β 与其受体结合后启动 Smad 信号级联反应，Smad 复合物在细胞核内调控免疫抑制、血管生成和细胞增生相关基因的表达。其在肿瘤形成过程中也起到多样的作用，既可抑制早期肿瘤增生，也可促进晚期肿瘤进展。在颅内和全身的许多肿瘤如前列腺癌、小细胞肺癌、胰腺癌、胃癌等肿瘤中，都发现 TGF-β 表达与肿瘤等级及肿瘤的恶性程度相关。

最早有研究发现，$TGF-\beta_2$ 是胶质瘤来源 T 细胞免疫抑制的关键因素。从此，研究者们开始纷纷致力于研究一些引起肿瘤免疫功能抑制的相关因子与肿瘤成因的相关性。事实上，TGF-β 最初就是从恶性胶质瘤患者的血清中分离得到的，并被恰当地描述为"体液免疫抑制因子"；可溶性 TGF-β 可以显著抑制淋巴细胞功能并诱导淋巴细胞特别是 CD4[+] 辅助性 T 细胞凋亡。随后几十年的研究进一步阐明，TGF-β 能降低免疫细胞的细胞毒作用，促进免疫逃逸和胶质瘤的生长。TGF-β 可以显著抑制胶质瘤细胞、巨噬细胞和小胶质细胞表面 MHC Ⅱ 类抗原的表达。TGF-β 也能促进 T 细胞和单核系细胞向免疫抑制表型转化，这进一步促进了细胞的免疫耐受状态，有利于肿瘤的生长。此外，TGF-β 还能通过激活血管生成，促进胶质瘤的生长和转移，维持 GSCs 的生成，诱导作为胶质瘤细胞自分泌增生信号的血小板源性生长因子（platelet-derived growth factor，PDGF）的生成，以及促进基质金属蛋白酶的合成。

阻断 TGF-β 信号已在临床前模型中被证实是恢复脑胶质瘤抗肿瘤免疫功能的有效策略。此外，siRNA 沉默 TGF-β 胶质瘤细胞系体外实验显示，敲除 TGF-β 可以增加胶质瘤细胞对于免疫促进相关因子的敏感性。在小鼠胶质瘤模型中发现，口服 TGF-β1 受体抑制剂 sx-007 治疗组小鼠生存期明显长于对照组小鼠。同时，与对照组相比，接受 sx-007 治疗组小鼠脑组织中表现出较高水平的 CD8$^+$T 细胞，表明 TGF-β 耗竭能逆转免疫抑制作用。

体内和体外研究均表明，放疗会诱发 TGF-β 的高表达，因此，TGF-β 中和抗体或许不仅能够克服 TGF-β 引起的肿瘤免疫抑制，也能提高胶质瘤放疗的敏感性。体外实验已经证明，TGF-βR1 激酶抑制剂 LY2109761 可以提高胶质瘤细胞系和肿瘤干细胞的放疗敏感性。一些针对 TGF-β 的胶质瘤靶向治疗药物已经进入临床试验阶段，其中最有前景的药物为拮抗 TGF-β2 mRNA 的寡克隆核苷酸类药物 Trabedersen。体外实验已经证实其具有抑制肿瘤增生及增强抗肿瘤免疫的相关活性。Ⅰ / Ⅱ期临床试验证实，Trabedersen 治疗难治性 HGG 可以延长其生存期。接下来的Ⅱb 期随机临床试验也证实，与传统化疗相比，Trabedersen 治疗难治性间变型星形细胞瘤可以明显延长其 2 年生存期，但因为方法学上的瑕疵，其结果并没有得到广泛认可。另一种 TGF-β 受体激酶抑制剂 LY2157299 治疗新发和复发 GBM 的 I 期和 II 期临床试验也已经结束，其结果将于近期公布。

IDO：IDO 是一种主要由巨噬细胞和树突状细胞分泌的细胞内酶，主要与炎症相关因子，如 IFN-γ、IFN-α、IFN-β 及脂多糖反应相关。IDO 能催化色氨酸代谢的限速步骤，促进犬尿氨酸的生成；而后者具有抑制免疫系统功能的作用。同时，犬尿氨酸可以促进 Treg 的增生，抑制细胞毒性 T 细胞的功能。IDO 在许多颅内或全身肿瘤，如胶质瘤、肺癌、前列腺癌、结肠癌、胰腺癌中表达，并证实与肿瘤患者的预后呈负相关。这也从侧面证明了 Treg 对于肿瘤进展的促进作用。

在正常生理状态下，脑组织中并不含有 IDO。IDO 存在于胶质瘤组织中，其表达量与肿瘤恶性程度呈正相关。其在肿瘤进展过程中的作用与限制性 T 细胞的募集有关，其中 CCL22 起到了至关重要的作用。近来研究表明，胶质瘤中的 IDO 主要来源于胶质瘤细胞的自身分泌，而不是由肿瘤相关巨噬细胞、小胶质细胞或树突状细胞分泌；而其他部位肿瘤的 IDO 则主要由树突状细胞分泌。通过野生型小鼠和 IDO 缺陷小鼠 GL261 颅内成瘤模型发现，两组小鼠生存期及瘤内 T 细胞募集量与 IDO 浓度无明显相关性；而 IDO 分泌型 GL261 细胞成瘤小鼠则体现出更高的瘤内 Treg 浸润及较短的生存期。

(4)脑胶质瘤微环境中的常见淋巴细胞亚群以负性调节为主。

Treg：Treg 在促进免疫抑制和免疫耐受过程中起着重要的作用，同时也是一个高度多样化的辅助性 T 细胞亚群。作为自身免疫的监督者，Treg 也可以阻碍抗肿瘤的免疫反应，促进肿瘤的生长。恶性肿瘤在大脑和全身积极招募和维持 Treg 在肿瘤微环境及肿瘤实质内的数量。众多的研究表明，在高密度瘤体内，Treg 与较高的肿瘤分级和较差的预后相关。因此，Treg 被认为在肿瘤发生、发展过程中发挥了举足轻重的作用，其介导的免疫抑制和免疫逃逸，导致了免疫疗法的失败。我们研究发现，在 GBM 肿瘤组织中 Treg 浸润程度和患者生存期密切相关，可用于判断预后。研究纳入了 2006—2010 年在复旦大学附属华山医院神经外科行肿瘤切除术的 62 例 GBM 患者，对这些患者初次手术标本的石蜡切片进行免疫组织化学法染色，主要指标包括 Foxp3、CD8、p53、MGMT、Ki-67，根据显微镜下阳性细胞数目对病例分类，再结合患者临床资料进行统计分析。结果发现，在 GBM 患者的肿瘤组织中 Treg 浸润程度越高，生存期越短，提示 Treg 可作为一个独立预后因素，也有潜力成为将来免疫治疗的新靶点。

Treg 占总 CD4$^+$T 细胞的 5% ～ 10%，按起源可划分为胸腺来源的原始调节性 T 细胞（nTreg）和外周血来源的适应性调节性 T 细胞（iTreg）。基于目前的评价方法，提示恶性胶质瘤浸润的 Treg 主要是 nTreg，而不是 iTreg。在胶质瘤小鼠模型中发现，成瘤前若切除小鼠胸腺，那么成瘤后小鼠瘤内 Treg 浸润较未切除胸腺组小鼠明显减少。另外，研究表明肿瘤中超过 90% 的 Treg 表达 Helios 转录因子，而后者已被证实主要存在于 nTreg 中而非 iTreg，这更证明了肿瘤相关的 Treg 主要来源于胸腺。虽然胶质瘤募集 nTreg 的具体机制仍不明朗，但是越来越多的证据表明，胶质瘤可能通过分泌某些细胞因子达成以上目的。其中，胶质瘤分泌的 CCL22 可能起主要作用，它可与淋巴细胞表面配体 CCR4 特异性结合，而后者被证实广泛表达于肿瘤浸润的 Treg。体外实验也证实了 CCL22 对于 Treg 的趋化作用。

传统的针对 Treg 的治疗方法以消耗其数量为主，如抗 CD25 抗体和环磷酰胺，但它们是非特异性的，并且其究竟针对 nTreg 或 iTreg 目前尚未可知。然而，基于颅内和全身肿瘤中浸润性调节性 T 细胞以 nTreg 为主的共识，可能会设计出有针对性的 nTreg 细胞消耗策略，从而最大限度地减少不良反应和限制全身性 Treg 的耗竭。例如，nTreg 细胞被认为发挥免疫抑制作用主要是通过细胞接触依赖性的机制，包括负性共刺激分子 CTLA-4 和 PD-L1、膜结合性 TGF-β、腺苷和颗粒酶 B、穿孔素和 Fas/FasL 途径。因此，将来可能通过阻断这些免疫细胞表面的配体和受体之间的相互作用来调节 nTreg 的活性。另一条可行的 Treg 靶向治疗路线是切断 CCL22-CCR4 通路。近来有报道，黑色素瘤患者通过使用抗 CCR4 抗体消耗 CCR4$^+$ 调节 T 细胞而保全了幼稚 T 细胞。

小胶质细胞和单核细胞来源的巨噬细胞：二者占胶质瘤相

关髓系来源细胞的绝大多数。小胶质细胞是中枢神经系统的原住民，占神经胶质细胞总量的 5% ～ 20%，在大脑的先天防御系统中发挥了重要作用。相比之下，单核细胞源性巨噬细胞一般局限于血管周围、脉络膜及脑膜位置，只有在疾病状态或炎症破坏了血脑屏障的完整性时进入脑实质。在胶质瘤中，单核细胞源性巨噬细胞和小胶质细胞可以占据肿瘤组织细胞总量的 30%。有报道表明，相对于 LGG，HGG 往往表现出更高水平的单核细胞源性巨噬细胞和小胶质细胞的聚集。近来的工作已经逐渐证实，小胶质细胞和肿瘤相关巨噬细胞是由单核吞噬细胞发展成的不同类别的亚群，但是如何在胶质瘤组织中区分这两个亚群细胞一直是个难题。过去，整联蛋白 CD11b 和白细胞表面抗原 CD45 一直被用来区分这两种细胞：小胶质细胞高表达 CD11b 而低表达 CD45；单核细胞源性巨噬细胞高表达 CD11b 且高表达 CD45，但其准确性一直有待商榷。近来，研究者们试图通过新的基因标识技术来追踪这两类细胞在正常小鼠内的发展发育过程，然而结果仍不明朗。因此，本文后续讨论将会把这两类细胞合并归结为肿瘤相关小胶质细胞 / TAMs。

TAMs 表现为促炎症表型（M1）及免疫抑制表型（M2），这取决于肿瘤微环境因素的调节。在炎症信号的存在下，经典活化的小胶质细胞和巨噬细胞向 M1 表型发展，以增加细胞迁移、吞噬和分泌细胞因子的能力，并表达 MHC Ⅱ类分子和共刺激分子以促进 T 细胞的活化。然而在胶质瘤状态下，TAMs 极化为 M2

表型，特别是在肿瘤进展的晚期阶段，表现出免疫抑制倾向，促进肿瘤的生长侵袭。需要注意的是，M1、M2 的分类并非单纯把 TAMs 的作用一分为二，在肿瘤发生、发展过程中，随着免疫微环境的变化，M1 和 M2 表型可以相互转化，这是一个相互制衡的动态过程。

胶质瘤招募大量的 TAMs，占胶质瘤相关炎性细胞总量的 1/3。TAMs 在胶质瘤分泌的诱导剂，如 CCL2、CCL7、CX3CL1 和基质细胞衍生因子 1（Stromal cellderived factor-1，SDF-1）的作用下募集于肿瘤区域，随后在胶质瘤源性生长因子如集落刺激因子 -1（colony stimulating factor-1，CSF-1）、粒细胞集落刺激因子（granulocyte -colony stimulating factor，G-CSF），以及肝细胞生长因子的作用下活化并扩增。TAMs 通过分泌基质金属蛋白酶促进肿瘤的生长和侵袭，另外还能分泌肿瘤细胞增生促进因子，如表皮生长因子（epidermal growth factor，EGF）和 VEGF。在相关细胞因子的影响下，TAMs 会进一步上调抑制程序性死亡受体配体（programmed death ligang-1，PD-L1），从而促进 T 细胞失能；同时上调 FASL 表达，从而促进 T 细胞凋亡。此外，胶质瘤组织可以诱导 TAMs MHC 分子和促炎性细胞因子（TNF-α）表达的显著降低，同时增加转录因子 STAT3 的表达。TAMs 的 STAT3 的激活可以促进免疫抑制细胞因子 IL-6 和 IL-10 的分泌，从而抑制细胞毒性 T 淋巴细胞的功能。

以 TAMs 免疫抑制活性为靶点的免疫治疗一直是研究者们聚

焦的热点。转录调控因子 STAT3 在胶质瘤相关小胶质细胞中表达明显上调，因而被认为是免疫治疗的可行靶点。体内和体外实验均证实，通过 siRNA 敲除 STAT3 可以下调其免疫抑制性细胞因子 IL-6 和 IL-10 的分泌。已知的 STAT3 抑制剂科罗索酸和齐墩果酸也被证明能降低 M2 型巨噬细胞表面标志物 CD163 的表达，同时下调 IL-10 分泌，提示这些分子有可能促使 M2 型小胶质细胞向 M1 型转化。

髓系来源抑制性细胞（myeloid-derived suppressor cells，MDSC）：MDSCs 是一个与 TAMs 表型不同的、具有高度免疫抑制活性的髓源性细胞亚群，在肿瘤分泌的细胞因子如 IL-6、IL-10、PGE2、TGF-β2 和 VEGFβ 的作用下聚集于肿瘤、血液、淋巴结或骨髓中，通常分为单核系 MDSCs 和粒细胞系 MDSCs，后者较前者的免疫抑制活性要差一些。粒细胞系 MDSCs 通过产生活性氧（reactive oxygen species，ROS），可以下调 T 细胞表面 Bcl-2 的表达，从而触发 T 细胞凋亡，抑制抗原特异性 CD8[+]T 细胞的活性；而单核系 MDSCs 通过 NO 和 Arg-1 通路促进 L- 精氨酸代谢，导致微环境精氨酸耗竭，最终导致 T 细胞的细胞周期阻滞。此外，MDSCs 也被认为可以诱导 NK 细胞、T 细胞失能，促进 Treg 的活化和扩张。

有报道显示，与健康对照组相比，GBM 患者外周血中粒细胞系 MDSCs 和单核系 MDSCs 表达水平均升高，而胶质瘤组织中以粒系 MDSCs 为主，这一发现可能对于 MDSCs 的靶向治疗有重要的意义。另一项研究显示，输注 GFP+CD11b+ 脾单核细胞的 GL261 胶质瘤模型小鼠较对照组 GL261 胶质瘤模型小鼠生存期短、肿瘤进展快并且瘤内和外周血均检测出更高水平的 MDSCs，且检出的 MDSCs 中 30% ~ 50% 为 GFP$^+$，这说明 MDSCs 可能来源于单个核细胞。随着 MDSCs 研究的深入，其靶向免疫治疗受到了越来越多的关注。各种鼠胶质瘤模型表明，通过抑制 COX-2 的表达、抗体介导的免疫耗竭、CCL2 中和抗体、降低 MDSCs 表达，可延长荷瘤小鼠生存期。这些研究结果为胶质瘤的免疫治疗提供了一条新的出路。

27. 缺氧与胶质瘤微环境

低氧是在肿瘤中经常见到的现象，它可以引发一系列的后果，如异常的血管新生、细胞因子的释放、促癌基因的激活及抑癌基因的失活等。低氧环境下，瘤细胞通过自身调节发生适应性改变，如增生、浸润、转移。经历低氧微环境的肿瘤往往具有更强的浸润性和更高的恶性倾向，而这样的肿瘤同时又容易对放疗和化疗产生抵抗，从而影响患者的预后。

目前已经证明，缺氧对于 GSCs 生成的影响作用比较显著。随着肿瘤内 pH 逐渐下降到 6.5 以下，非胶质瘤干细胞将上调其干细胞相关基因，并表现出生长加快和致瘤性升高等潜在性状。由于人工环境培养中的肿瘤细胞增生受到葡萄糖利用度的限制，因此导致了实验中常规使用极端的超生理状态的葡萄糖浓度。在这种情况下，若适量添加一定的代谢因素，如葡萄糖外加乳酸盐，则可明显地改善肿瘤细胞表型，使培养的肿瘤细胞具有一定的在真实缺氧和酸应激内环境下相似的表型。同时，缺氧可以促进血管生成和产生放疗抵抗，而这两点均是 GSCs 的特征，缺氧对患者生存的负面影响也可部分解释为是由 GSCs 增加所导致的。

此外，缺氧条件下胶质瘤的侵袭水平会显著上升，这可能与 HIF-1α 有关。研究发现，应用 shRNA 的方法特异性敲除 HIF-1α 后，GBM 细胞的体外迁移运动能力显著下降，体内的侵袭能力也显著降低。有学者发现，应用抑制乳酸转运的小分子抑制剂 ACCA 能有效降低 GBM 细胞的侵袭能力；体内实验也证实，ACCA 可以使 GBM 大鼠的生存期明显延长。研究证明，HIF-1α 诱导的多种转录基因如血小板内皮细胞黏附分子钙黏素、VEGF 和其他蛋白可刺激血管的形成，为肿瘤细胞提供营养物质的输送。

VM 的形成还可以认为是肿瘤适应的一种方式，当缺氧后，通过 HIF-1α-NRP-1 这条通路或者 Bcl-2 依赖钙黏素的过度表达可促进 VM 的形成。在胶质瘤的 VM 形成过程中，上皮 - 钙黏素标志物（CDH5）受到 HIf-1α 和 HIf-2α 的调节，当肿瘤微环境的氧浓度下降时，缺氧诱导因子表达量增加，诱导 CDH5 多度表达，进而通过 β-catenin、PI3K、VEGFR-2 相互作用促进 VM 的形成。我们科的研究表明，复发胶质瘤患者采用贝伐单抗治疗后，肿瘤组织中 HIf-1α 及上皮间充质转化（epithelial-mesenchymal transition，EMT）标志物的表达明显高于非治疗组，这表明贝伐单抗的使用会加重胶质瘤组织的缺氧；进而发现治疗组胶质瘤组织的增生、侵袭能力均显著提高，而 HIf-1α 敲除后以上现象消失。这再次证实了缺氧对于化疗抵抗的诱导作用，也部分解释了为何以贝伐单抗为代表的胶质瘤化疗方案虽然可以通过降低血管通透性而缓解水肿和改善临床症状，但并不能延长患者的生存期。这些研究也为胶质瘤的化疗方案提供了新的靶点和参考。

28. 脑肿瘤微环境中的相互作用

前文已经阐述了胶质瘤微环境中主要存在的细胞、细胞因子类型及它们各自对于胶质瘤进展所起的作用，下面我们将探讨这些细胞和细胞因子间如何通过相互作用促进肿瘤的发生和发展。其中包括肿瘤细胞与肿瘤间质中支持细胞之间的相互作用、肿瘤细胞与内皮细胞之间的相互作用、肿瘤细胞与免疫细胞之间的相互作用（见"26. 胶质瘤的免疫微环境具有其独特性"部分）。本段重点介绍前两种。

在胶质瘤间质中，小胶质细胞和星形胶质细胞是两种重要的支持细胞，不仅维持肿瘤组织的形态，更在胶质瘤的进展过程中扮演着重要角色。小胶质细胞和胶质瘤细胞的细胞间通信已经被证明可以促进肿瘤侵袭。小胶质细胞可以分泌无活性的 MMP-2 前体蛋白，进而在胶质瘤细胞分泌的细胞因子作用下活化，并介导 ECM 的降解。另外，小胶质细胞还可以通过分泌 IL-1β 上调

TGF-β 的表达，TGF-β 再通过上调 VEGF 表达产生促进血管生成、肿瘤增生及肿瘤侵袭的效应。同理，星形胶质细胞与肿瘤细胞的相互作用在胶质瘤侵袭中同样起到了重要作用。研究表明，星形胶质细胞与肿瘤细胞相互作用可以上调 MMP-2 的表达。通过胶质瘤细胞与星形细胞共培养发现，胶质瘤细胞 MMP-2 前体表达提高可增强肿瘤侵袭能力，这个过程是由 uPA- 纤溶酶原级联反应介导的。星形细胞产生大量的 MMP-2 前体蛋白及 uPA 和 uPA 受体，胶质瘤细胞产生纤溶酶原，进而纤溶酶原裂解为有活性的纤溶酶，MMP-2 前体蛋白裂解为有活性的 MMP-2。胶质瘤切片染色也发现了高浓度的纤溶酶原，证明人胶质瘤组织可能存在类似反应。

在胶质瘤微环境中，内皮细胞可以分泌可溶性细胞因子如脑源性神经营养因子、VEGF 等，这些细胞因子可以促进胶质瘤细胞的增生和 GSCs 的分化。Notch 信号通路在胶质瘤微环境中参与调控肿瘤干细胞的发育和分化，并被证实其激活程度与肿瘤进展程度相关。反之，内皮细胞同样可以影响胶质瘤（干）细胞的各种功能，如 Charles 等研究发现，内皮细胞高表达 NO 合酶，从而合成 NO，活化肿瘤干细胞 Notch 通路，促进肿瘤干细胞自我更新。另有研究发现，Notch 通路配体 Delta-like 4（DLL4）在小鼠胶质瘤组织中被发现高表达于胶质瘤细胞和内皮细胞，从而激活 Notch 通路，促进肿瘤血管生成。也有研究发现，肿瘤内皮细胞通过 Shh 激活胶质瘤细胞 Hedgehog 通路维持肿瘤干细胞的未分化表型。

综上所述，胶质瘤微环境中的各种因素相互作用，你中有我，我中有你，共同编织胶质瘤进展的复杂网络，我们无法孤立、片面的研究某一因素在其中的作用。

参考文献

1. JARRY U, JEANNIN P, PINEAU L, et al. Efficiently stimulated adult microglia cross-prime naive CD8+ T cells injected in the brain. Eur J Immunol, 2013, 43 (5)：1173-1184.

2. CANDOLfi M, CURTIN J F, YAGIZ K, et al. B cells are critical to T-cell-mediated antitumor immunity induced by a combined immune-stimulatory/ conditionally cytotoxic therapy for glioblastoma. Neoplasia, 2011, 13 (10)：947-960.

3. BLOCH O, CRANE C A, KAUR R, et al. Gliomas promote immunosuppression through induction of B7-H1 expression in tumor- associated macrophages. Clin Cancer Res, 2013, 19 (12)：3165-3175.

4. ZHANG M, KLEBER S, ROHRICH M, et al. Blockade of TGF-βsignaling by the TGFβR-I kinase inhibitor LY2109761 enhances radiation response and prolongs survival in glioblastoma. Cancer Res, 2011, 71 (23)：7155-7167.

5. GLASS R, SYNOWITZ M. CNS macrophages and peripheral myeloid cells in brain tumours. Acta Neuropathol, 2014, 128 (3)：347-362.

6. FUJIWARA Y, KOMOHARA Y, IKEDA T, et al. Corosolic acid inhibits glioblastoma cell proliferation by suppressing the activation of signal transducer and

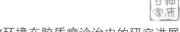

activator of transcription-3 and nuclear factor-kappa B in tumor cells and tumor-associated macrophages. Cancer Sci, 2011, 102（1）：206-211.

7. WAINWRIGHT D A, CHANG A L, DEY M, et al.Durable therapeuticefficacyutilizing combinatorial blockade against IDO, CTLA-4, and PD- L1 in mice with brain tumors. Clin Cancer Res, 2014, 20（20）：5290-5301.

8. VERHAAK R G, HOADLEY K A, PURDOM E, et al.Integrated genomic analysis identifies clinically relevant subtypes of glioblastoma characterized by abnormalities in PDGFRA, IDH1, EGFR, and NF1. Cancer cell, 2010, 17（1）：98-110.

9. CHARLES N, OZAWA T, SQUATRITO M, et al.Perivascular nitric oxideactivates notch signaling and promotes stem-like character in PDGF-induced glioma cells. Cell Stem Cell, 2010, 6（2）：141-152.

10. ZHAO Y, XIAO A, DIPIERRO C G, et al.An extensive invasiveintracranial human glioblastoma xenograft model：role of high level matrix metalloproteinase 9. Am J Pathol, 2010, 176（6）：3032-3049.

11. JIN X, JIN X, SOHN Y W, et al.Blockade of EGFR signaling promotes glioma stem-like cell invasiveness by abolishing ID3-mediated inhibition of p27（KIP1）and MMP3 expression. Cancer Lett, 2013, 328（2）：235-242.

12. TALASILA K M, SOENTGERATH A, EUSKIRCHEN P, et al.EGFR wild-type amplification and activation promote invasion and development of glioblastoma independent ofangiogenesis. Acta Neuropathol, 2013, 125（5）：683-698.

13. CAI J J, QI Z X, HUA W, et al.Increased expression of Capn4 is associated

with the malignancy of human glioma. CNS Neurosci Ther, 2014, 20（6）：521-527.

14. CAI J J, QI Z X, CHEN L C, et al.miR-124 suppresses the migrationand invasion of glioma cells in vitro via Capn4. Oncol Rep, 2016, 35（1）：284-290.

15. XU H, RAHIMPOUR S, NESVICK C L, et al.Activation of hypoxia signaling induces phenotypic transformation of glioma cells：implications for bevacizumab antiangiogenic therapy. Oncotarget, 2015, 6（14）：11882-11893.

胶质瘤基因组学和表观遗传学分析进展

众所周知，胶质瘤是神经上皮来源的肿瘤，不同的胶质瘤在组织学、基因型和临床表型上都有很大的差异。近年来，胶质瘤的异质性被大家广泛关注，如何更好地对胶质瘤进行分类，以更精确地指导临床诊疗已成为一个热门话题。传统胶质瘤是基于免疫组织化学染色方法的病理学分型，但研究表明，胶质瘤形态学上的不同亚型，在基因组学上存在异质性。随着基因表达微阵列芯片及新一代深度测序技术的发展，胶质瘤研究在基因组学和表观遗传学方面获得了突破性的进展，在几个具有里程碑式的研究中，分子亚型的概念开始被提及。如前述，GBM 根据分子特征，被分为前神经元型、神经元型、经典型、间质型四大类。而此后进一步的研究发现 *IDH1/IDH2* 突变、1p/19q 联合缺失及 *TERTp* 突变对胶质瘤分型有重要意义。这些根据胶质瘤基因组学和表观遗传学进行的分子分型相比传统的组织病理分型，不但可以更好地帮助预测预后，优化肿瘤诊疗，而且为我们深入了解胶质瘤发生、发展的机制提供了新的理念与方法。

本部分旨在讨论胶质瘤基因组学和表观遗传学的新进展，包括单个标志物突变、全基因组基因分型、甲基化、组蛋白修饰、非编码 RNA 和新表观遗传学观点等。同时，概述这些进展如何帮助临床医师更深刻地认识胶质瘤及为临床靶向治疗提供新思路，并最终为我们未来的精准治疗奠定新方向。

29. 胶质瘤中新的单个标志物突变

在过去几年中，一些与胶质瘤相关的新突变相继被发现，这些基于新突变的分子分型不仅有助于临床医师更精准地评估患者的预后，而且为研究人员进一步阐明肿瘤的致病机制提供了新的方向。胶质瘤中最先被广泛研究的是 EGFR。EGFR 属于 ErbB 受体络氨酸激酶家族，其在胶质瘤中异常表达的形式包括染色体中 EGFR 拷贝数扩增和 EGFRv Ⅲ 突变，目前均能够常规地被 PCR 或 FISH/SISH 检测出来。然而，在临床运用中，目前针对 EGFR 激活的络氨酸激酶特异性抑制剂和抗体的单药治疗并没有显著提高患者的 OS。因此，科学家们仍在不断地努力寻找以新的抗体、疫苗、RNA 为基础的治疗方案，以及联合使用信号通路抑制剂，来治疗 EGFR 异常表达的胶质瘤患者。

2008 年两种异柠檬酸脱氢酶突变亚型（*IDH1/IDH2*）在胶质瘤中被发现。*IDH* 突变往往早于 *P53* 突变，是胶质瘤发病机制中的早期分子事件。*IDH* 突变主要存在于 LGG 及年轻患者中，且常常伴有良好的预后，而少部分存在于高级别纤维性星形胶质细胞瘤、间变型星形胶质细胞瘤和 GBM 中，也同样具有较长的生存时间。因此，目前的研究明确提示，*IDH* 突变较组织学能够更有效地预测患者的良好预后。

文献报道，*CIC/FUBP* 突变和 *ATRX* 突变也相继被发现。*CIC/FUBP1* 突变主要存在于少突神经胶质瘤中。其中，*CIC* 位于19q13.2 上，在 34 例少突神经胶质瘤中发现有 18 例伴有 *CIC* 突变；FUBP1 则位于 1p 上，5 例少突神经胶质瘤携带 *FUBP1* 突变（共 34 例）。众所周知，染色体 1p/19q 的共缺失是少突神经胶质瘤的标志物，也常提示更好的预后和对治疗的反应性。在少突神经胶质瘤中，*CIC* 和 *FUBP1* 突变及 *IDH1* 突变的存在，提示预后良好，可作为少突神经胶质瘤的标志物。*ATRX* 是一种 ATP 依赖的转录调节因子，属于染色体重塑蛋白家族 SWI/SNF，*ATRX*用于维持端粒的平衡性，与组蛋白和 DNA 甲基化具有密切的关系。*ATRX* 基因突变，常见于星形细胞瘤中，可见于弥漫性星形细胞瘤（67%）、间变性星形细胞瘤（73%）、混合性少突星形细胞瘤（68%）和继发性 GBM（57%）中。有趣的是，*ATRX* 突变常与 *TP53* 和 *IDH1* 突变共发生，但是很少与 1p/19q 共缺失同时存在。因此，*ATRX* 突变可以定义星形细胞瘤中伴有 *IDH1* 突变的亚类，两者同时缺失，常伴有更好的预后。

最近的研究表明，在胶质瘤发生过程中，基因组学和表观遗传学之间有密切关系。如编码组蛋白变异体 H3.3，基因的正常功能可通过表观遗传学的改变而被调节。*H3F3A* 突变发生于 70% ～ 80% 的儿童胶质瘤中，包括 GBM 和弥漫性脑桥胶质瘤。胶质瘤伴有 *H3F3A* 突变往往伴有 *TP53* 突变及 *ATRX* 突变，几乎仅见于 IDH 野生型。临床上伴有 *H3F3A* 突变的胶质瘤患者，预后往往不理想，并且它们生长的位置也往往不利于手术切除。

H3F3A 突变常见的有两种：① K27M；② G34R/V，在 H3.3 的尾端。*H3F3AK27M* 突变型胶质瘤常发生于中线位置、脑干及下丘脑等，并且好发于青年人；而 *H3F3AG34R/V* 常发生于大脑半球，并多发病于一些年长的个体。这些发现表明，K27M 和 G34R/V 在发生位置和发病年龄上具有特异性。研究表明组蛋白 3K27M 驱动突变导致的 HGG 在全基因组表现出 H3K27 三甲基化的丢失和 H3K27 乙酰化（H3K27ac）的获得。这两种表观遗传特征分别形成抑制性和活性染色质。在没有产生从头合成的活性启动子或增强子情况下，H3K27M 胶质瘤存在全基因组的 H3K27ac 增加。H3K27ac 累积在 H3K27M HGG 中普遍分布于整个基因组中。这使得重复元件容易被表观遗传疗法激活，包括 DNA 去甲基化剂等。

除了突变和扩增，一些异常融合基因也在胶质瘤中被检测出来。其中最具代表性的是 *BRAF* 基因融合，几乎仅见于纤维性星形细胞瘤。这种融合基因可导致下游 MAPK 信号通路异常激活，可用来鉴别纤维性星形细胞瘤、高级别星形细胞瘤及反应性纤维角质过多症。*BRAF* 的另一个异常改变是 *BRAFV600E* 点突

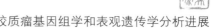

变，目前已有报道提示在多形性黄色星形细胞瘤和 GBM 中有较高的发生率。此外，最近 RNA 测序数据揭示了几个在恶性胶质瘤中的融合基因。两个最明显的融合基因分别是 *FGFR*（*FGFR1-TACC1* 和 *FGFR3-TACC3*）和 *EGFR*（*EGFR-SEPT* 和 *EGFR-PSPH*），前者存在于约 3% 的原发性 GBM 中，后者见于约 8% 的原发性 GBM 中。这些改变已经被证实可作为新的药物靶点，为将来 GBM 的治疗干预提供新的希望。国内江涛研究团队阐述了在继发性胶质母细胞瘤（secondary glioblastoma，sGBM）中发现 MET 的第 14 号外显子跳跃（METex14），以及 *PTPRZ1-MET*（ZM）融合基因和 METex14 等 *MET* 基因相关变异可促进脑胶质瘤恶性进展；基于遗传机制的研究结果，该团队开展了 MET 抑制剂 PLB-1001（伯瑞替尼）治疗 HGG 的 I 期临床试验，为患有该类疾病的患者提供了新的精准治疗策略。

新发现的单基因标志物为胶质瘤基因组学的复杂性和分子学的异质性增添了新的难度，这也将促使我们从依赖于组织病理学的传统分类观点转向以组织学和分子分类相结合的新观点，以期更好地评估治疗反应和临床预后。

30. 胶质瘤中甲基化的改变

在胶质瘤发生过程中，基因表达的改变常与 DNA 甲基化和染色体的表观遗传学改变有关。一个与临床明显相关的例子就是 *MGMT* 启动子的甲基化：这是一种 DNA 修复酶，它为保护普通细胞免受致癌物质影响而将烷基从 DNA 中剥离出去。虽然这种酶对普通细胞有益，但是其在肿瘤细胞中也是烷基化化疗药物的作用靶点，其高表达会降低化疗药物的敏感性，如 TMZ。最近的研究表明，在部分恶性胶质瘤中，*MGMT* 表达会因为 DNA 启动子过甲基化而沉默，从而使这些肿瘤对 TMZ 的疗效变得更好。目前已证实，在胶质瘤中 *MGMT* 甲基化常伴有较好的预后，联合 TMZ 治疗时，GBM 伴 *MGMT* 启动子甲基化组较未甲基化组生存期明显提高（21.7 个月 *vs.*15.3 个月）。*MGMT* 甲基化可以用焦磷酸测序和甲基化特异的 MSP-PCR 等技术检测，目前已在临床广泛应用。相对来说，免疫组织化学法染色检测 *MGMG* 甲基化特异性不高。

胶质瘤的 TCGA 项目发现了大量基因启动子区的甲基化事件，同时也为我们展现了 DNA 甲基化模式的复杂程度。与其他肿瘤类似，人类胶质瘤也表现出总体的去甲基化和局部的高度甲基化，且主要位于 CpG 岛。其中有一类亚型称为 G-CIMP，表现为大量基因位点上都有高度富集的甲基化。进一步研究发现，它多出现在前神经元亚型中。对 DNA 基因组学甲基化数据分析后，我们可以进一步将前神经元型胶质瘤分为 *IDH1* 突变的前神经元型胶质瘤（表现为甲基化表现）和 PDGFRα 扩增型前神经元型（不表现为甲基化）。2016 年 TCGA 项目在 *Cell* 杂志发表了综合 GBM 和 LGG 的分析结果：虽然 *IDH1* 突变多为 G-CIMP 阳性，但仍有 6% 为 G-CIMP 阴性，这部分肿瘤更易进展；而 *IDH1* 野

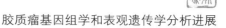

生型患者中有6%分子特征类似毛细胞型星形细胞瘤，预后较好。

最近的研究表明，TET 蛋白家族不仅在 DNA 去甲基化过程中起到重要表观修饰作用，而且其异常表达可导致甲基化模式紊乱，与许多癌症及发育失调综合征密切相关。这个修饰过程还需要 DNA 甲基转移酶 *DNMT3A* 及其家族成员的参与。其中，*DNMT3A* 有负责催化的功能单元及负责调节自身活性的调节单元，调节单元与催化单元相结合并抑制其与 DNA 的结合，使 *DNMT3A* 处于低活性的状态，确保 *DNMT3A* 不会随意在基因组上建立甲基化修饰。目前，复旦大学徐彦辉教授等已经解析了 *DNMT3A* 和 TET 的蛋白结构，未来开发靶向性药物已不再遥远。

31. 胶质瘤中的组蛋白修饰

组蛋白（histone）是指所有真核生物的细胞核染色体中与 DNA 结合存在的碱性蛋白质，与带负电荷的双螺旋 DNA 结合成 DNA- 组蛋白八聚体复合物核小体。组蛋白参与异染色质形成、基因印记、X 染色体失活和转录调控等多种主要生理功能，可特异性地激活或抑制基因的表达，是表观遗传学研究的一个重要领域。常见的组蛋白有 H1、H2A、H2B、H3、H4，它们形成一个保守的球状结构域，并从球状结构域中突出两条小"尾巴"：一个是氨基酸 N 端结构域，一个是可供蛋白酶接近的 C 端结构域。这些"尾巴"能够被显著地修饰，包括乙酰化、磷酸化、甲基化、多聚 ADP- 核糖基化及泛素化等。目前认为，染色质重塑与各种组蛋白多种形式的修饰有关。

其中，组蛋白的甲基化研究较广泛，一般由组蛋白甲基化转移酶（histone methyl transferase，HMT）完成。组蛋白的甲基化可发生在组蛋白的赖氨酸和精氨酸残基上，赖氨酸残基可发生单、双、三甲基化，而精氨酸残基只发生单、双甲基化，上述不同程度的甲基化在很大程度上增加了组蛋白修饰及调节基因表达的复杂性。组蛋白乙酰化发生在 H3、H4 的 N 端比较保守的赖氨酸位置上，主要受组蛋白乙酰转移酶和组蛋白去乙酰化酶的调控。由于核小体上可供乙酰化的位点较多，所以组蛋白乙酰化可呈多样性，然而特定基因部位的组蛋白乙酰化和去乙酰化是以一种位置特异、非随机的方式进行的。乙酰化可能通过对组蛋白电荷及相互作用蛋白的影响来调节基因转录。其中，去乙酰化酶抑制剂是目前针对表观遗传学靶向治疗中比较有前景的新型药物之一。

组蛋白乙酰化主要受乙酰基转移酶（histoneacetyl-transferase，HAT）和组蛋白去乙酰化酶（histone deacetylase，HDAC）两大类酶的调节，其中 HAT 相当于"笔"，而 HDAC 相当于"橡皮擦"，两者通过改变组蛋白乙酰化程度而影响染色质的空间构象，从而影响基因表达。HDAC 往往在 HGG 中过表达，其高表达可引起人 TERT 和端粒酶活性的增高，因此，HDAC 抑制剂具有抑制肿瘤的效应。HDAC5、HDAC9 与髓母细胞瘤的危险程度呈正相关。HDAC8 在胶质瘤中高表达提示预后不良，在胶质瘤细胞系中敲除 HDAC8 后可抑制细胞增生。GBM 测序发现，涉及表观遗传的基因有很多突变，包括 HDAC2、HDAC9、组蛋白脱甲基酶（JMJD1A、JMJD1B、JMJD3）、组蛋白甲基转移酶（SET7、SETD7、MLL3、MLL4）和甲基 CpG 结合结构域蛋白 1 等。还有研究表明，多重组蛋白修饰与患者预后相关，将星型胶质细胞瘤患者根据 H3K9 的乙酰化水平分成两组，表达 H3K9Ac ＜ 88% 组的生存率比 H3K9Ac ≥ 88% 组更低。在 WHO Ⅲ级胶质瘤中，H3K4me2 ＜ 64% 组与 H3K4me2 ≥ 64% 组相比，前者生存率较低。临床前研究表明，HDAC 抑制剂可提高 GBM 患者对放疗的敏感性。各种 HDAC 抑制剂（如 Resminostat、Vorinostat 等）联合放疗和 TMZ 应用于新诊断 GBM 及复发性胶质瘤的Ⅰ/Ⅱ期临床试验正在进行中。

另外，值得一提的是，多梳核心蛋白复合体（polycomb repressive complex，PRC）是胚胎发育中重要的基因调控因子，其中 PRC2 负责催化 H3K27 的甲基化修饰，在众多肿瘤包括胶质瘤、室管膜瘤的发生、发展中起到重要作用。其中 *EZH2* 参与 PRC2 复合体的形成，有研究表明，*EZH2* 的表达与胶质瘤级别呈正相关，与预后呈负相关，体内外敲除 EZH2 后可明显抑制胶质瘤生长。*BMI1* 也是 PRC 的重要组分，*BMI1* 在 LGG 和 HGG 中常出现拷贝数异常，*BMI1* 缺失与患者的不良预后相关。此外有学者尝试利用表观遗传因子（*EZH2* 和 *BMI1*）等抑制剂，在小鼠原位胶质瘤模型中开展治疗，为胶质瘤的药物治疗提供了新的靶向位点。

32. 非编码 RNA 在胶质瘤中的研究进展

胶质瘤在 RNA 水平上存在多种调控方式，如 miRNA、lncRNA（长链非编码 RNA）、snoRNA（核仁小 RNA）等，它们同样影响着肿瘤细胞的存活和各种功能。

miRNA 于 2002 年被发现，是长度为 21 ～ 24 个碱基的非编码 RNA 分子，迄今已超过 2000 种。miRNA 在正常细胞和肿瘤细胞中都起着非常重要的调节作用。miRNA 是由较长的初级转录物经过一系列核酸酶的剪切加工而产生的，随后组装进 RNA 诱导的沉默复合体，通过碱基互补配对的方式识别目标 mRNA，并根据互补程度的不同指导沉默复合体降解或者阻止目标 mRNA 的翻译，使它们上调或下调表达，从而促进胶质瘤的发生、发展，起到癌 / 抑癌基因的作用。在 GBM 中，miR-21、miR-10b、miR-155、miR-210、miR-221 表达上调，而 miR-128（-1，a）、miR-323、miR-330（-3p）、miR-124（a）、miR-149、miR-153、miR-154、miR-181a、miR-181b、miR-181c 及 miR-328 则呈现表达下调。在对 TCGA 数据进行回顾性分析时，研究人员发现，miR-130a 与 TMZ 的反应呈正相关，独立于 MGMT 的甲基化状态；同时发现，miR-603 是 MGMT 的调节因子，并且可补充评估 MGMT 的甲基化水平，但是 miR-603 不能单独用于评价 TMZ 的疗效。此外，对 miRNA 在胶质瘤诊断方面的潜能进行 Meta 分析发现，miRNA-21 是胶质瘤诊断中最值得信赖的标志物，尤其是在区别放射性坏死和假性进展中有重要的作用。miR-181 直接作用于 *MGMT*，可下调其表达水平，临床上可提高患者对 TMZ 的反应性。随着对 miRNA 研究的不断深入，miRNA 将越来越多地被应用于临床诊断。

越来越多的研究表明，miRNA 在肿瘤的发生、发展中起着至关重要的作用。miRNA 可通过与 mRNA 的互补结合，抑制 mRNA 转录，导致蛋白质合成下降。最近有研究对 miR-21 分子前体 Dicer 酶 1 结合位点的三维结构进行分析，并利用高通量小分子筛选，找出了能够抑制 miR-21 成熟的小分子 AC1MMYR2。AC1MMYR2 可上调 PTEN、PDCD4 和 RECK 的表达，并且翻转上皮间质转化（epithelial-mesenchymal transition，EMT），有效抑制肿瘤的生长、侵袭及转移。虽然具有抑癌作用的 miRNA 对肿瘤治疗有巨大的意义，但由于其稳定性不足及投递效率低下而受到限制。虽然病毒可作为一个有效的投递载体，但是其含有的抗原成分会引起免疫反应，并可能破坏宿主的染色体。而一些非病毒载体，如无机粒子、脂质体、穿膜肽、阳离子聚合物等，目前效果都不太理想。体外实验及动物模型实验均表明，一种新型的基于纳米胶囊的 miRNA 投递载体即反义 miR-21 纳米胶囊可有效提高 miRNA 的稳定性及投递效率，从而抑制肿瘤血管的生成，有效抑制肿瘤生长。

lncRNA：lncRNA 与 miRNA、snoRNA 均属于长度较短的非编码 RNA，与后二者相比，lncRNA 长度 > 200 个核苷酸，其在剂量补偿效应、表观遗传调控、细胞周期调控和细胞分化调控等众多生命活动中发挥重要作用，成为遗传学研究的热点。lncRNA在胶质瘤研究中初露端倪，如 lncRNROR 及 lncRNHoxA11-AS、lncRNTUG1 等。

snoRNA：snoRNA 是一类存在于真核细胞核仁中的长度为60 ～ 300 个核苷酸的非编码 RNA，主要参与 RNA 转录后的成熟加工过程，曾一度被人们所忽视。近年来，有关 snoRNA 新功能的研究证明，它们与肿瘤的发生、发展密切相关，其在胶质瘤中亦出现，如 snoRD76。

33. 表观遗传学在胶质瘤的发生、发展过程中是不断变化的

基因组学与表观遗传学之间的平衡发生微妙改变就会影响DNA 的修复、细胞周期调节及细胞分化，如果这种平衡被打破，细胞就可能会向恶性转变。不断有证据表明，前体 / 干细胞表观遗传学的改变可能是癌性转变的早期阶段。有一种假设认为，前体 / 干细胞在前肿瘤阶段处于稳定状态，此后由于它们的表观遗传发生了一系列改变，最终导致了癌性转化。在胶质瘤发生、发展过程中，致敏的胶质前体细胞 / 神经干细胞可能因为表观遗传改变导致抑癌基因表达被抑制或者原癌基因表达被激活，最终促使细胞恶性化。在肿瘤研究中普遍认为，高度甲基化往往通过沉默抑癌基因，最终促进肿瘤生成。在前神经元型的 GBM

中常伴有 G-CIMP 和 *IDH* 突变，其中抑制组蛋白和 DNA 甲基化会导致肿瘤抑癌基因失活，然而，其中的关系还需要进一步的研究。

肿瘤的进展复发也是我们面临的另一个挑战。虽然目前已发现，肿瘤进展时伴有基因组不稳定性的改变、去甲基化的趋势及一些重要的癌基因改变，但实际上，我们对基因组学和表观遗传学在肿瘤复发中的改变还知之甚少。因此，有学者提出未来需要对原发性 GBM 和继发性 GBM 进行成对分析，这样才能更好地理解肿瘤复发的机制。

要想通过分子分型来实现胶质瘤的个体化治疗，就需要对患者的肿瘤组织进行分子/基因的全面分析。虽然已经从肿瘤组织中获得了大量的 GBM 分子学数据，但对肿瘤浸润边缘组织的分子特点却知之甚少。浸润的胶质瘤细胞可以逃过手术的切除并最终导致肿瘤的复发。在浸润边缘，胶质瘤细胞和非肿瘤细胞混在一起，包括神经元、少突胶质细胞、反应性星形细胞和小胶质细胞等，真正的肿瘤细胞其实只占很少一部分。该特点为分子分型带来了巨大障碍，未来的研究可能需要使用物理技术来分离这些细胞，如激光捕捉显微镜技术和细胞分选技术，然而要应用到显微镜上仍有很大的困难。由于胶质细胞、神经元细胞与周围细胞紧紧地缠绕在一起，所以，建立一种新的提取细胞特异性分子标志物的方法，将是有助于我们更好地理解弥漫性胶质瘤的一个突破口。

中国医学临床百家

生命科学领域的其他一些进展还包括染色质折叠的高分辨率成像、光遗传学等。前者可使我们更细致化地了解肿瘤的遗传学特质，后者能够利用光来控制机体的生物学过程，如细胞的增生和凋亡。因此，可通过基因工程手段编辑肿瘤细胞，使其对光产生敏感性，从而利用无形的"光刀"处理术中无法切除的肿瘤残留。此外，一些算法的改进将允许我们更多地了解肿瘤基因组中低丰度的基因突变及非编码区的基因变化，为我们认识肿瘤基因组学和表观遗传学打开另一扇门。

随着我们对胶质瘤基因组学和表观遗传学的深入理解，神经病理学家需要加快将分子生物数据与日常诊断方法有机结合起来的速度。既往实践中，一些新的标志物已经与临床应用相结合，包括 *MGMT* 甲基化状态分析、*EGFR* 扩增和突变、1p/19q 缺失和 *IDH1/IDH2* 突变，这些标志物有效地优化了神经肿瘤学的诊断和治疗。相信随着新一代测序技术成本的降低，大数据将很快被应用到病理诊断及临床治疗中，达到精准医疗。

参考文献

1. KRUG B, DE JAY N, HARUTYUNYAN A S, et al.Pervasive H3K27 acetylation leads to ERV expression and a therapeutic vulnerability in H3K27M gliomas. Cancer Cell, 2019, 35 (5): 782-797.

2. ECKEL-PASSOW J E, LACHANCE D H, MOLINARO A M, et al.Glioma groups based on 1p/19q, IDH, and TERT promoter mutations in tumors.N Engl J

Med, 2015, 372 (26): 2499-2508.

3. WELLER M, PFISTER S M, WICK W, et al.Molecular neuro-oncology in clinical practice: a new horizon.Lancet Oncol, 2013, 14 (9): e370-e379.

4. Cancer Genome Atlas Research Network, BRAT D J, VERHAAK R G, et al.Comprehensive, integrative genomic analysis of diffuse lower-grade gliomas.N Engl J Med, 2015, 372 (26): 2481-2498.

5. HU H, MU Q, BAO Z, et al.Mutational landscape of secondary glioblastoma guides MET-Targeted trial in brain tumor.Cell, 2018, 175 (6): 1665-1678.

6. WIESTLER B, CAPPER D, HOLLAND-LETZT, et al.ATRXlossrefines the classification of anaplastic gliomas and identifies a subgroup of IDH mutant astrocytic tumors with better prognosis.Acta Neuropathol, 2013, 126 (3): 443-451.

7. CASTEL D, PHILIPPEC, CALMON R, et al.Histone H3F3A and HIST1H3B K27M mutations define two subgroups of diffuse intrinsic pontinegliomas with different prognosis and phenotypes.Acta Neuropathol, 2015, 130 (6): 815-827.

8. YUEN B T, KNOEPFLER P S.Histone H3.3 mutations: a variant path to cancer. Cancer Cell, 2013, 24 (5): 567-574.

9. STURM D, WITT H, HOVESTADT V, et al.Hotspot mutations in H3F3A and IDH1 define distinct epigenetic and biological subgroups of glioblastoma.Cancer Cell, 2012, 22 (4): 425-437.

10. SINGH D, CHAN J M, ZOPPOLI P, et al.Transforming fusions of FGFR and TACC genes in human glioblastoma.Science, 2012, 337 (6099): 1231-1235.

11. FRATTINI V, TRIFONOV V, CHAN J M, et al.The integrated landscape of

driver genomic alterations in glioblastoma.Nat Genet，2013，45（10）：1141-1149.

12. BRENNAN C W，VERHAAK R G，MCKENNA A，et al.The somatic genomic landscape of glioblastoma.Cell，2013，155（2）：462-477.

13. BHAT K P，BALASUBRAMANIYAN V，VAILLANT B，et al.Mesenchymal differentiation mediated by NF-κB promotes radiation resistance in glioblastoma.Cancer Cell，2013，24（3）：331-346.

14. KLUGHAMMER J，KIESEL B，ROETZER T，et al.The DNA methylation landscape of glioblastoma disease progression shows extensive heterogeneity in time and space.Nat Med，2018，24（10）：1611-1624．

15. LALEZARI S，CHOU A P，TRAN A，et al.Combined analysis of O6-methylguanine-DNA methyltransferase protein expression and promoter methylation provides optimized prognostication of glioblastoma outcome.Neuro Oncol，2013，15（3）：370-381.

16. ZHANG S，ZHAO B S，ZHOU A，et al.The m6A demethylase ALKBH5 maintains tumorigenicity of glioblastoma stem-like cells by sustaining FOXM1 expression and cell proliferation program.Cancer Cell，2017，31（4）：591-606.

17. FLOYD D，PUROW B.Micro-masters of glioblastoma biology and therapy：increasingly recognized roles for microRNAs.Neuro Oncol，2014，16（5）：622-627.

18. CHEN H Y，LI X Y，LI W B，et al.miR-130a can predict response to temozolomide in patients with glioblastoma multiforme，independently of O6-methylguanine-DNA methyltransferase.J Transl Med，2015，13：69.

19. SILVEIRA A B，KASPER L H，FAN Y，et al.H3.3 K27M depletion increases

differentiation and extends latency of diffuse intrinsic pontine glioma growth in vivo.Acta Neuropathol，2019，137（4）：637-655.

20. QU S，GUAN J，LIU Y.Identification of microRNAs as novel biomarkers for glioma detection：a meta-analysis based on 11 articles.J Neurol Sci，2015，348（1-2）：181-187.

21. LIU C，WEN J，MENG Y，et al.Efficient delivery of therapeutic miRNA nanocapsules for tumor suppression.Adv Mater，2015，27（2）：292-297.

22. HU L，LU J，CHENG J，et al.Structural insight into substrate Preference for TET-mediated oxidation.Nature，2015，527（7576）：118-122.

23. Guo X，Wang L，Li J，et al.Structural insight into autoinhibition and histone H3-inducedactivation of DNMT3A.Nature，2015，517（7536）：640-644.

（陈灵朝　花玮　整理）

多模态影像技术在胶质瘤诊治中的应用

34. 不可忽视常规影像在胶质瘤诊断中的作用

近来，在对胶质瘤进行诊断和鉴别诊断时，出现了许多新的影像检查方法，包括弥散张量成像（diffusion tensor imaging，DTI）、磁共振波谱成像（magnetic resonance spectroscopy，MRS）、磁共振灌注成像（perfusion weighted imaging，PWI）、正电子发射计算机断层显像 PET-CT 或 PET-MR 等。然而，常规影像仍然是我们诊断胶质瘤的最重要参考依据。胶质瘤的起源、肿瘤细胞生长和浸润方式、病理生理特征、对治疗的反应等都决定了其在影像上的最基本特点。

在诊断胶质瘤时，首先必须结合患者的临床表现、神经系统体格检查、实验室化验指标等。在利用多模态影像进行病灶的定性时，要考虑病灶的部位（脑内／脑外）、病灶数目（单个／多个）、病灶的生长特性（浸润性／膨胀性／萎缩性）、病灶的内部质地

（软 / 硬）、病灶的血供（富血供 / 乏血供）、病灶周围的水肿（有无水肿、水肿特点及程度）、对周围纤维束的影响（挤压 / 破坏）、代谢活跃情况（代谢物及指标）等。DTI、MRS、PWI、PET 等影像新技术将在其他章节论及，本章节仅强调头颅 CT 及头颅常规 MRI 序列在胶质瘤诊断上的价值。

CT 可以发现部分病灶，胶质瘤在 CT 上多表现为等或低密度灶，边界欠清。当肿瘤有出血或钙化时可表现为高密度。在急诊有伴出血病变怀疑肿瘤卒中需行急诊手术时，增强 CT 可以帮助进一步判断是否为肿瘤及肿瘤的边界。胶质瘤在 MRI 平扫上，表现为 T_1W 等或低信号、T_2W 高信号。液体衰减反转恢复序列（fluid attenuated inversion recovery，FLAIR）在发现病灶及显示病灶边界上更敏感，是目前进行 LGG 边界确定的首选成像序列。当胶质瘤有囊变、坏死、出血等病理改变时，MRI 信号常变得不均匀。DWI 可以帮助鉴别炎症与肿瘤。由于炎症病灶里的细胞密度远低于肿瘤，所以胶质瘤在 DWI 的影像上的信号略高于炎症。脑脓肿时脓液里的水分子弥散受限，所以其 DWI 信号往往较高，可以与 HGG 坏死成分相鉴别。T_1 增强影像是判断肿瘤性质、边界、恶性程度的重要参考依据。不规则周边强化多提示 HGG，其中出现坏死或囊变时强化灶内壁多不均匀，与脑脓肿不同。需要注意的是，少数 HGG 也可无明显强化或只存在少许散在强化；而少数良性胶质瘤，如毛细胞型星形细胞瘤也可伴有明显强化。T_1 增强 MRI 是目前进行 HGG 边界确定及胶质瘤随访的首选成像序列。

另外值得注意的是，在绝大多数情况下，在常规 MRI 上不会在肿瘤内部出现一些原位的解剖学结构和灰白质界线。然而，在极少数情况下，也有可能在肿瘤内部出现明显的解剖学结构。例如，在岛叶及基底节胶质瘤内部，可以看到明显的豆状核、外囊、屏状核、极外囊和岛叶皮层的解剖分布，尽管这些解剖结构在 MRI 上呈现出相对较高的 T_2 异常信号。此时，仍不能轻易排除胶质瘤的诊断。

35. 磁共振氢质子波谱分析可为胶质瘤的诊断提供重要的参考依据

肿瘤与非肿瘤性病变的鉴别是制定治疗策略的关键。磁共振波谱分析技术是分析病灶代谢的重要检测方法。MRS 的检测技术经历了从单体素发展到多体素，从二维显像到三维重建，从少数几个单一化合物的检测到多个指标的定量协同检测，从术前疾病性质判断到术后随访观察，都使 MRS 的临床应用价值逐步体现出来。

目前，在胶质瘤的围手术期诊疗中，MRS 更是发挥了很大作用。首先，我们多以胆碱 /N- 乙酰天门冬氨酸（Cho/NAA）的比值作为鉴别胶质瘤的重要参考依据。在我们以往对该比值与胶质瘤穿刺病理的比较研究中发现，该比值为 0.5、1.0、1.5 和 2.0 时，判断病灶是 HGG 的可能性分别为 38%、60%、79%、90%，是 LGG 的可能性分别为 16%、39%、67%、87%。由此，Cho/NAA 的比值不仅可以帮助我们诊断胶质瘤，也可用该比值来勾勒肿瘤的代谢边界，为肿瘤的切除范围提供相应参考。其次，胶质瘤切除术后进行辅助治疗时，我们也会借助 MRS 来判断结构像 MRI 出现的强化，是胶质瘤真性或假性进展。最近有研究报道，Cho/NAA 的比值在复发肿瘤的平均值是 2.72，在放射性坏死的比值为 1.46（$P<0.01$）；胆碱 / 脂质（Cho/Lipid）的比值在复发肿瘤为 2.78，在放射性坏死为 0.6。再次，由于 *IDH* 基因突变与 2-HG 有明显相关性，在 2012 年 *Nature Medicine* 杂志上就报道了，MRS 可以检测到 2-HG，同时由 MRS 检测到的 2-HG 阳性的肿瘤标本中也检测到了 2-HG 浓度的升高，也证实了这种 2-HG 浓度升高的肿瘤与 *IDH-1* 或 *IDH-2* 基因突变的相关性。MRS 检测 2-HG 的出现，使胶质瘤的诊断提高到了蛋白甚至基因水平。最后，多体素三维 MRS 的应用为脑内病灶穿刺活检提供了更为可靠的靶点选择依据。对于诊断不明的脑内病变，进行导航下细针穿刺活检手术时，MRS 的代谢影像可作为靶点选择的参考依据之一，从而使穿刺活检手术更有针对性，更大机会获得可靠的穿刺结果。

然而，在利用 MRS 进行胶质瘤的诊断与鉴别诊断时需要注意的是：①现有的 MRS 技术本身具有不稳定性，尤其在有病变的区域、接近颅骨的区域、脑室周围、幕下等稳定性较差。在利用 MRS 进行判断时，首先要判定基线的稳定性。②借助 MRS 可以帮助判断的是肿瘤与非肿瘤，而不在于肿瘤的良恶性程度、性质及级别。所以利用其诊断胶质瘤的前提是结构影像，基于结构影像的 MRS 图像才有参考价值。③在利用 MRS 鉴别胶质瘤复发和假性进展时，需与患者的临床表现、增强 MRI 的结构影像、磁共振灌注成像、氨基酸 PET 等相结合，不可依据单一的 MRS 结果进行判断并指导治疗。④部分炎性病变（尤其炎性脱髓鞘病变）可出现 Cho 明显升高及 NAA 的降低。

36. 相对脑血流量可用于观察肿瘤的血流灌注情况

PWI 已逐渐应用于颅内病灶血流灌注情况的观察。它能间接提供肿瘤的新生血管多少及成熟情况等信息，可用于胶质瘤的术前诊断和鉴别诊断、胶质瘤穿刺术中的靶点选择、胶质瘤术后复发与放射性坏死的鉴别、评估肿瘤新生血管抑制性药物对复发胶质瘤的疗效等。

相对脑血流量（relative cerebral blood volume，rCBV）是针对相对脑血容量的检测的检测指标，它是基于病灶与正常脑组织比较得到的结果。目前有两种比较方法，一种是将病灶与病灶镜像区正常脑组织进行比较，另一种是将病灶与正常大脑白质区域进行比较，两者孰优孰劣，目前尚无定论。在实际应用中，rCBV 除了用来鉴别肿瘤与非肿瘤性病变以外，也多用于鉴别诊断其他同样表现为强化的肿瘤，如鉴别 HGG 与中枢神经系统淋巴瘤，前者的肿瘤实质部分往往因为富含新生血管，血流量往往较大，表现为高灌注，后者由于是由密集的淋巴瘤细胞组成，血管并不丰富，较胶质瘤表现为低灌注；如鉴别复发胶质瘤和肿瘤假性进展，前者由于肿瘤复发伴有大量新生血管生成，多表现为高灌注，而后者以放射性坏死组织为主，多表现为偏低灌注；如鉴别 HGG 和脑转移瘤，前者瘤周水肿中有大量肿瘤细胞浸润，瘤周组织的 rCBV 值往往升高，而后者瘤周水肿多以血管源性水肿为主，瘤周组织的 rCBV 并不高。

目前 PWI 成像有 3 种方法，基于 T_2 的动态磁敏感增强灌注成像（dynamic susceptibility contrast，DSC）反映的是病灶内血管的新生情况；基于 T_1 的动态增强灌注成像（dynamic contrast-enhanced，DCE）反映的是病灶内血管渗透性信息；不打造影剂的动脉自旋标记灌注成像（arterial spin labeling，ASL）较 DSC 在一定程度上去除了造影剂漏造成的影响，应用渐渐增多。所以，在胶质瘤的诊断上如何正确应用 PWI，使其更稳定、结果更可靠是以后的研究方向。

37. DTI 是胶质瘤术前评估皮层下通路与病灶关系的重要手段

脑功能的实现除了正常的脑皮层功能以外，也同时需要传导通路的完整，包括锥体束、弓状纤维、视辐射等。所以在胶质瘤术前准确预判瘤周重要功能纤维束与肿瘤的关系，对于术中保护有着重要的意义。基于 DTI 的纤维束示踪成像技术能帮助神经外科医生了解术中可能接近的纤维束，并可以之设计手术入路。目前，已有越来越多的研究通过皮层下电刺激来验证 DTI 显示的传导束的可靠性。我们医院神经外科的研究结果显示，DTI 显示的锥体束与皮层下电刺激阳性位点之间的距离约为 8 mm，其敏感度和特异度都达 90% 以上。国外有研究显示，DTI 显示语言传导通路与皮层下电刺激阳性位点的符合度为 80% 左右，两者之间的距离约为 6 mm。目前尚未见报道视觉通路和皮层下电刺激的研究，但有动物实验研究证实 DTI 显示的视觉通路和真实解剖间有较好的相关性。随着脑白质解剖技术的逐渐进展，以及对语言网络及通路理解的不断加深，越来越多的研究开始关注于通过 DTI 来细分语言网络通路中的不同纤维，如钩束、下额枕束、上纵束（不同分段）、弓状束、额斜束、下纵束等。经过基于 DTI 重建的纤维束可以很好地融合到胶质瘤手术的导航中，不仅可以帮助神经外科医生更好地理解肿瘤与语言纤维束的关系并妥善保护这些通路，也为皮层下电刺激验证并研究这些通路的实际功能从而加深对语言网络的科学理解，提供了重要的技术支持。

由于纤维束及肿瘤生长的特性，在肿瘤的内部鲜有传导束穿过。在我们以往的纤维束示踪成像的实践中，如将种子点设于肿瘤实质部分，是不能追踪到纤维束的。而在肿瘤的周边，追踪到的纤维束也往往包绕肿瘤或连接到远处。由此，我们可以借此鉴别肿瘤和非肿瘤病变，以此作为对疾病诊断的参考依据之一。另外，也有不少研究提示，用各向异性分数来进行胶质瘤的鉴别诊断。

值得注意的是，DTI 示踪成像受很多因素的影响，包括扫描参数、后处理方法、阈值的设置、种子点的选取等。所以该技术虽在很大程度上提供了病灶和纤维束关系的信息，但并不能完全倚赖其进行胶质瘤手术中切除范围的确定。皮层下电刺激仍是目前确定运动或语言通路的金标准。近来，多弥散方向、多 b 值 DTI 示踪成像技术、限制谱成像等技术的发展，将为人脑传导束研究提供更为准确的信息。

38. 静息态 BOLD 是任务态 BOLD 在胶质瘤术前脑功能定位中的有效补充

精准胶质瘤外科的前提是精准的脑功能定位，它能有效降低术后的致残率。血氧水平依赖性技术（blood oxygenation level-dependent，BOLD）是术前脑功能定位的重要影像技术。已有大量的研究证实基于运动、语言等任务的 BOLD 成像能有效定位脑功能皮层，并能与术中皮层电刺激结果较好地吻合。利用任务态 BOLD 进行脑功能定位的准确与否与任务的设计、患者的配合程度等密切相关。然而，在患者术前已有部分神经功能缺失，或患者不能理解并配合任务的完成等情况下，BOLD 的采集和成像将不能完成。近来，静息态 BOLD 技术已被逐步应用于脑功能的定位中，其优势在于：无须患者配合完成任务、一次扫描多个脑功能区成像、在麻醉状态下也能进行成像等。目前，应用于神经外科术前定位的静息态 BOLD 的数据处理方法主要有功能连接法和独立成分分析法，我们的实际应用体会是，功能连接法相对稳定且可靠。我们近期的研究显示，利用功能连接法进行脑功能定位时，静息态 BOLD 和传统的运动 BOLD 显示运动区的吻合度较好。应用运动皮层电刺激来验证静息态 BOLD，其显示运动区的敏感度和特异度分别达 90.91% 和 89.41%。虽然在语言区的定位中，静息态 BOLD 较传统的语言 BOLD 未显示明显的优势，但仍是不能配合完成语言任务 BOLD 扫描的患者进行术前语言功能定位的重要补充手段。由于静息态 BOLD 无须患者配合，使得我们利用这种技术为全麻状态下的患者进行脑功能定位成为可能。我们之前的研究发现，在高场强术中磁共振的帮助下，通过静息态 BOLD 定位运动区的敏感度和特异度分别达到 61.7% 和 93.7%。这样，可以在术中进行实时无创的脑功能定位，减少因电刺激而引发癫痫的可能性。

　　静息态 BOLD 和任务态 BOLD 都是检测血氧水平的 MRI，其不能直接反映神经元电信号。所以在数据采集、分析、解读上都有可能导致结果的误判或定位的模糊。虽然其是胶质瘤术前进行脑功能定位方法中无创、相对可靠、简便、快速的方法，但仍需谨慎理解和应用获得的图像。静息态 BOLD 是任务态 BOLD 的有效补充，两者可以相辅相成，为脑功能定位提供更多的参考信息，使术中进行皮层电刺激时更有针对性，降低因电刺激引起的癫痫发生率，也让神经外科医师了解术中可能的功能区方位及

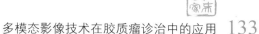

其与病灶的关系。相信 BOLD 成像技术的进一步发展将会更好地应用于精准胶质瘤手术。

39. 基于不同显像剂的 PET 是胶质瘤诊断的重要辅助工具

随着 PET 技术的不断发展，越来越多的显像剂已不断应用于临床，在胶质瘤诊断上也发挥着越来越重要的作用。既往的 ^{18}F-FDG（^{18}F- 氟脱氧葡萄糖）的理论基础在于肿瘤的糖代谢高于周边正常组织，然而在 LGG 中肿瘤的糖代谢可能并不高于处于高代谢的正常脑组织，从而可能出现假阴性的结果。^{11}C-MET（^{11}C- 蛋氨酸）是氨基酸类显像剂，细胞对其摄取主要与细胞表面氨基酸转运体的分布量及氨基酸的代谢有关，而脑组织并不以蛋氨酸为能量来源，正常脑组织摄取少，因此其对于胶质瘤的显像要优于 ^{18}F-FDG。它的高摄取与血管密集度之间有较高的相关性，所以它的高摄取提示肿瘤新生血管的增多，也是目前用于胶质瘤诊断使用最为广泛的显像剂。^{18}F-FET（^{18}F- 氟代乙基酪氨酸）与 ^{11}C-MET 生物学特性相似，也能用于胶质瘤的诊断，它的高摄取提示肿瘤细胞的增生。近来研究发现，^{18}F-FET 可能具有更高的信噪比和病变对比度。近来，神经受体显像剂开始逐渐被用于肿瘤的显像，其中常用的是 ^{18}F-FDOPA（^{18}F- 多巴胺），多巴胺是外源性神经递质，通过脑内多巴胺受体调节运动功能、神经活动等生理过程。有研究发现，它的高摄取和肿瘤的增殖指数 Ki-67

高度相关，甚至可能用以鉴别 HGG 和 LGG。^{18}F-FLT（^{18}F- 氟胸腺嘧啶）是基因类显像剂，^{18}F-FLT 参与 DNA 的合成过程，是反映核苷酸代谢的药物，其摄取增加代表细胞 DNA 合成增加，也可用于胶质瘤的诊断。在 2018 版胶质瘤诊疗规范中指出，相对于常规 MRI 技术，氨基酸 PET 可以提高勾画肿瘤生物学容积的准确度，发现潜在的被肿瘤细胞浸润/侵袭的脑组织，而这些部分可能在常规 MRI 影像上无异常发现。因此，相对于 PET 联合 MRI 检查比单独 MRI 检查更能准确界定放疗靶区。

40. 基于术中磁共振的多模态影像导航技术为胶质瘤手术保驾护航

胶质瘤的手术切除程度及患者术后的神经功能状况是预后的重要影响因素，所以安全的最大范围切除肿瘤是胶质瘤手术始终遵循的原则。术前神经影像导航已从基本的结构影像导航发展到功能影像导航、代谢影像导航，这有助于我们更准确地勾勒胶质瘤的边界、了解其和周边的脑功能皮层及皮层下传导束的关系，从而在术前制订手术计划。然而，术前影像导航的脑移位问题逐渐受到脑外科医生的重视，这使得术中磁共振技术应运而生。从低场强磁共振到超高场强术中磁共振的发展使得术中实时影像从低分辨率到高分辨率、从低信噪比到高信噪比、从结构影像到功能影像的实现。

我们正在进行的基于 3.0 T 术中磁共振胶质瘤手术的前瞻、

随机、三盲对照研究的初步结果显示，术中磁共振能增加胶质瘤的切除程度，尤其是对于 LGG 更为显著，同时能增加胶质瘤患者的 PFS。由于术中磁共振同时能进行纤维束的实时成像，也能结合基于术中静息态功能影像的脑功能定位，为脑功能的保护也提供了更多的信息，让脑外科医生能更为安全地进行胶质瘤的切除。基于术中磁共振的多模态影像技术还能同时结合术中唤醒技术、术中电生理技术、术中荧光素使用，这些技术的结合应用使得胶质瘤的切除更为安全、有效，在延长患者无瘤生存时间的同时，也减少了术后神经功能障碍的发生率，提高生活质量。

另外，多模态影像导航也是多灶、弥漫、深部胶质瘤病变进行穿刺活检时穿刺靶点设置的重要技术手段。我们可以选择 MRS 影像上 Cho/NAA 比值较高的部位、PWI 影像上 rCBV 较高的部位，或者 PET 影像上代谢水平较高的部位进行穿刺。这样获得的标本往往位于肿瘤最密集、恶性程度相对较高的部位，从而提高了穿刺的精度和效率，术中磁共振还可实时检验穿刺靶点的准确与否。

41. 人工智能在胶质瘤诊断、预测中的价值逐渐体现

人工智能应用不断为医学图像分析中的问题提供有效的解决方案。放射科学和不断增长的放射组学领域正蓄势待发，将深度学习技术与快速图像分析完美结合。深度学习是机器学习人工智

能的一个子集，它作为一种解决基于医学影像问题的方法得到了广泛的应用。影像学评估，尤其是MRI被广泛用于表征胶质瘤。胶质瘤生物学标志包括血管异常增生、细胞增生、肿瘤侵袭和凋亡。这些标志在磁共振不同序列的影像上具有不同的特征，可以进行特征性标注。然而，肿瘤的异质性也让这种特征变得不典型或混杂不清。这让磁共振特征标注变得又不那么容易。当前胶质瘤诊断和结果预测领域的深度学习应用，重点关注在以下几个方面：①术前和术后肿瘤的分割提取；②组织的遗传特征；③预测。胶质瘤的分割、特征化、分级和预测生存率的深度学习方法是很有研究和开发前景的，可以增强科学研究和用于临床实践。这种类型的成像分析使得精准诊治胶质瘤成为可能。

值得注意的是，在大数据、强算力、精算法三要素中，后两种通过技术突破可以不断进步，而大数据在不断积累数量的过程中，如何保证数据的准确、可靠，以及同质化是至关重要的，也是人工智能在胶质瘤诊断、预测领域发挥强大作用的基石。

参考文献

1. TONG T，YANG Z，CHEN J W，et al. Dynamic 1H-MRS assessment of brain tumors：a novel approach for differential diagnosis of glioma. Oncotarget，2015，6（31）：32257-32265.

2. TANG C，GUO J，CHEN H，et al. Gene mutation profiling of primary glioblastoma through multiple tumor biopsy guided by 1H-magnetic resonance

spectroscopy. Int J Clin Exp Pathol，2015，8（5）：5327-5335.

3. LOTUMOLO A，CAIVANO R，RABASCO P，et al. Comparison between magnetic resonance spectroscopy and diffusion weighted imaging in the evaluation of gliomas response after treatment. Eur J Radiol，2015，84（12）：2597-2604.

4. ANBARLOUI M R，GHODSI S M，KHOSHNEVISAN A，et al. Accuracy of magnetic resonance spectroscopy in distinction between radiation necrosis and recurrence of brain tumors. Iran J Neurol，2015，14（1）：29-34.

5. BRANDÃO L A，CASTILLO M. Adult brain tumors：clinical applications of magnetic resonance spectroscopy. Neuroimaging Clin N Am，2013，23（3）：527-55.

6. ANDRONESI O C，RAPALINO O，GERSTNER E，et al. Detection of oncogenic IDH1 mutations using magnetic resonance spectroscopy of 2-hydroxyglutarate. J Clin Invest，2013，123（9）：3659-3663.

7. GUO J，YAO C，CHEN H，et al. The relationship between Cho/NAA and glioma metabolism：implementation for margin delineation of cerebral gliomas. Acta Neurochir（Wien），2012，154（8）：1361-1370，discussion 70.

8. CHOI C，GANJI S K，DEBERARDINIS R J，et al. 2-hydroxyglutarate detection by magnetic resonance spectroscopy in IDH-mutated patients with gliomas. Nat Med，2012，18（4）：624-629.

9. PUJOL S，WELLS W，PIERPAOLI C，et al. The DTI challenge：toward standardized evaluation of diffusion tensor imaging tractography for neurosurgery. J Neuroimaging，2015，25（5）：875-882.

10. AZADBAKHT H，PARKES L M，HAROON H A，et al. Validation of high-

resolution tractography against in vivo tracing in the macaque visual cortex. Cereb Cortex, 2015, 25 (11): 4299-4309.

11. FARSHIDFAR Z, FAEGHI F, MOHSENI M, et al. Diffusion tensor tractography in the presurgical assessment of cerebral gliomas. Neuroradiol J, 2014, 27 (1): 75-84.

12. JIMÉNEZ D E LA PEÑA M, GIL ROBLES S, RECIO RODRÍGUEZ M, et al . Cortical and subcortical mapping of language areas: correlation of functional MRI and tractography in a 3T scanner with intraoperative cortical and subcortical stimulation in patients with brain tumors located in eloquent areas. Radiologia, 2013, 55 (6): 505-513.

13. ZHU F P, WU J S, SONG Y Y, et al. Clinical application of motor pathway mapping using diffusion tensor imaging tractography and intraoperative direct subcortical stimulation in cerebral glioma surgery: a prospective cohort study. Neurosurgery, 2012, 71 (6): 1170-1183.

14. ZHANG Y, WAN S H, WU G J, et al . Magnetic resonance diffusion tensor imaging and diffusion tensor tractography of human visual pathway. Int J Ophthalmol, 2012, 5 (4): 452-458.

15. LECLERCQ D, DUFFAU H, DELMAIRE C, et al. Comparison of diffusion tensor imaging tractography of language tracts and intraoperative subcortical stimulations. J Neurosurg, 2010, 112 (3): 503-511.

16. BELLO L, CASTELLANO A, FAVA E, et al. Intraoperative use of diffusion tensor imaging fiber tractography and subcortical mapping for resection of gliomas:

technical considerations. Neurosurg Focus, 2010, 28 (2): E6.

17. QIU T M, ZHANG Y, WU J S, et al. Virtual reality presurgical planning for cerebral gliomas adjacent to motor pathways in an integrated 3-D stereoscopic visualization of structural MRI and DTI tractography. Acta Neurochir (Wien), 2010, 152 (11): 1847-1857.

18. WU J S, GONG X, SONG Y Y, et al. 3.0-T intraoperative magnetic resonance imaging-guided resection in cerebral glioma surgery: interim analysis of a prospective, randomized, triple-blind, parallel-controlled trial. Neurosurgery, 2014, 61 (Suppl 1): 145-154.

19. LU J, WU J, YAO C, et al. Awake language mapping and 3-Tesla intraoperative MRI-guided volumetric resection for gliomas in language areas. J Clin Neurosci, 2013, 20 (9): 1280-1287.

20. QIU T M, YAO C J, WU J S, et al. Clinical experience of 3T intraoperative magnetic resonance imaging integrated neurosurgical suite in Shanghai Huashan Hospital. Chin Med J (Engl), 2012, 125 (24): 4328-4333.

21. LIANG D, SCHULDER M. The role of intraoperative magnetic resonance imaging in glioma surgery. Surg Neurol Int, 2012, 3 (Suppl 4): S320-S327.

22. WU J S, ZHANG J, ZHUANG D X, et al. Current status of cerebral glioma surgery in China. Chin Med J (Engl), 2011, 124 (17): 2569-2577.

23. XING Z, YOU R X, LI J, et al. Differentiation of primary central nervous system lymphomas from high-grade gliomas by rCBV and percentage of signal intensity recovery derived from dynamic susceptibility-weighted contrast-enhanced perfusion MR

中国医学临床百家

imaging. Clin Neuroradiol, 2014, 24 (4): 329-336.

24. LIANG R, WANG X, LI M, et al. Meta-analysis of peritumoural rCBV values derived from dynamic susceptibility contrast imaging in differentiating high-grade gliomas from intracranial metastases. Int J Clin Exp Med, 2014, 7 (9): 2724-2729.

25. LIANG R, LI M, WANG X, et al. Role of rCBV values derived from dynamic susceptibility contrast-enhanced magnetic resonance imaging in differentiating CNS lymphoma from high grade glioma: a meta-analysis. Int J Clin Exp Med, 2014, 7 (12): 5573-5577.

26. BARAJAS R F, CHANG J S, SEGAL M R, et al. Differentiation of recurrent glioblastoma multiforme from radiation necrosis after external beam radiation therapy with dynamic susceptibility-weighted contrast-enhanced perfusion MR imaging. Radiology, 2009, 253 (2): 486-496.

27. CHA S, LUPO J M, CHEN M H, et al. Differentiation of glioblastoma multiforme and single brain metastasis by peak height and percentage of signal intensity recovery derived from dynamic susceptibility-weighted contrast-enhanced perfusion MR imaging. AJNR Am J Neuroradiol, 2007, 28 (6): 1078-1084.

28. VILLANI V, CARAPELLA C M, CHIARAVALLOTI A, et al. The role of PET [18F]FDOPA in evaluating low-grade glioma. Anticancer Res, 2015, 35 (9): 5117-5122.

29. PUTTICK S, BELL C, DOWSON N, et al. PET, MRI, and simultaneous PET/MRI in the development of diagnostic and therapeutic strategies for glioma. Drug Discov Today, 2015, 20 (3): 306-317.

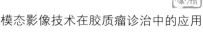
30. KOBAYASHI K, HIRATA K, YAMAGUCHI S, et al. Prognostic value of volume-based measurements on （11） C-methionine PET in glioma patients. Eur J Nucl Med Mol Imaging, 2015, 42 （7）: 1071-1080.

31. FERDOVÁ E, FERDA J, BAXA J, et al. Assessment of grading in newly-diagnosed glioma using 18F-fluorothymidine PET/CT. Anticancer Res, 2015, 35 （2）: 955-959.

32. BELL C, DOWSON N, PUTTICK S, et al. Increasing feasibility and utility of （18） F-FDOPA PET for the management of glioma. Nucl Med Biol, 2015, 42 （10）: 788-795.

33. YOON J H, KIM J H, KANG W J, et al. Grading of cerebral glioma with multiparametric MR imaging and ^{18}F-FDG-PET: concordance and accuracy. Eur Radiol, 2014, 24 （2）: 380-389.

34. DUNET V, MAEDER P, NICOD-LALONDE M, et al. Combination of MRI and dynamic FET PET for initial glioma grading. Nuklearmedizin, 2014, 53 （4）: 155-161.

35. NIHASHI T, DAHABREH I J, TERASAWA T. PET in the clinical management of glioma: evidence map. AJR Am J Roentgenol, 2013, 200 （6）: W654-W660.

36. GÖTZ I, GROSU A L. [（18） F]FET-PET imaging for treatment and response monitoring of radiation therapy in malignant glioma patients - a review. Front Oncol, 2013, 3: 104.

37. LAU E W, DRUMMOND K J, WARE R E, et al. Comparative PET study

using F-18 FET and F-18 FDG for the evaluation of patients with suspected brain tumour. J Clin Neurosci，2010，17（1）：43-49.

38. FUEGER B J，CZERNIN J，CLOUGHESY T，et al. Correlation of 6-18F-fluoro-L-dopa PET uptake with proliferation and tumor grade in newly diagnosed and recurrent gliomas. J Nucl Med，2010，51（10）：1532-1538.

39. SHIELDS A F，GRIERSON J R，DOHMEN B M，et al. Imaging proliferation in vivo with [F-18]FLT and positron emission tomography. Nat Med，1998，4（11）：1334-1336.

40. TIE Y，RIGOLO L，NORTON IH，et al. Defining language networks from resting-state fMRI for surgical planning-a feasibility study. Hum Brain Mapp，2014，35（3）：1018-1030.

41. QIU T M，YAN C G，TANG W J，et al. Localizing hand motor area using resting-state fMRI：validated with direct cortical stimulation. Acta Neurochir（Wien），2014，156（12）：2295-2302.

42. RAICHLE M E. The restless brain. Brain Connect，2011，1（1）：3-12.

43. ZHANG D，RAICHLE M E. Disease and the brain's dark energy. Nat Rev Neurol，2010，6（1）：15-28.

44. SANAI N，BERGER M S. Intraoperative stimulation techniques for functional pathway preservation and glioma resection. Neurosurg Focus，2010，28（2）：E1.

45. RAICHLE M E. Two views of brain function. Trends Cogn Sci，2010，14（4）：180-190.

46. ZHANG D，JOHNSTON J M，FOX M D，et al. Preoperative sensorimotor

mapping in brain tumor patients using spontaneous fluctuations in neuronal activity imaged with functional magnetic resonance imaging：initial experience. Neurosurgery，2009，65（6 Suppl）：226-236.

47. SHIMONY J S，ZHANG D，JOHNSTON J M，et al. Resting-state spontaneous fluctuations in brain activity：a new paradigm for presurgical planning using fMRI. Acad Radiol，2009，16（5）：578-583.

48. RAICHLE M E. A brief history of human brain mapping. Trends Neurosci，2009，32（2）：118-126.

49. LIU H，BUCKNER R L，TALUKDAR T，et al. Task-free presurgical mapping using functional magnetic resonance imaging intrinsic activity. J Neurosurg，2009，111（4）：746-754.

50. KOKKONEN S M，NIKKINEN J，REMES J，et al. Preoperative localization of the sensorimotor area using independent component analysis of resting-state fMRI. Magn Reson Imaging，2009，27（6）：733-740.

51. KIM S S，MCCUTCHEON I E，SUKI D，et al. Awake craniotomy for brain tumors near eloquent cortex：correlation of intraoperative cortical mapping with neurological outcomes in 309 consecutive patients. Neurosurgery，2009，64（5）：836-845.

52. Yetkin F Z，Mueller W M，Morris G L，et al. Functional MR activation correlated with intraoperative cortical mapping. AJNR Am J Neuroradiol，1997，18（7）：1311-1315.

53. BISWAL B，YETKIN F Z，HAUGHTON V M，et al. Functional connectivity

in the motor cortex of resting human brain using echo-planar MRI. Magn Reson Med，1995，34（4）：537-541.

54. JACK CR J R, THOMPSON R M, BUTTS R K, et al. Sensory motor cortex：correlation of presurgical mapping with functional MR imaging and invasive cortical mapping. Radiology，1994，190（1）：85-92.

55. DUNET V, POMONI A, HOTTINGER A, et al. Performance of ^{18}F-FET versus ^{18}F-FDG-PET for the diagnosis and grading of brain tumors：systematic review and meta-analysis. Neuro Oncol，2016，18（3）：426-434.

56. WELLER M, VAN DEN BENT M, HOPKINS K, et al. EANO guideline for the diagnosis and treatment of anaplastic gliomas and glioblastoma. Lancet Oncol，2014，15（9）：e395-e403.

57. ALBERT N L, WELLER M, SUCHORSKA B, et al. Response assessment in neuro-oncology working group and european association for neuro-oncology recommendations for the clinical use of PET imaging ingliomas.Neuro Oncol，2016，18（9）：1199-1208.

58. QIU T M, GONG F Y, GONG X, et al. Real-Time motor cortex mapping for the safe resection of glioma：an Intraoperative resting-state fMRI study. AJNR Am J Neuroradiol，2017，38（11）：2146-2152.

59. SHAVER M M, KOHANTEB P A, CHIOU C, et al. Optimizing neuro-oncology imaging：a review of deep learning approaches for glioma imaging. Cancers（Basel），2019，11（6）：829.

60. 中国脑胶质瘤协作组（CGCG）. 成人幕上低级别胶质瘤的手术治疗指南.

中华神经外科杂志，2016，32（7）：652-658.

61. 中国医师协会神经外科医师分会脑胶质瘤专业委员会．胶质瘤多学科诊治（MDT）中国专家共识．中华神经外科杂志，2018，34（2）：113-118.

62. 国家卫生健康委员会医政医管局．脑胶质瘤诊疗规范（2018 年版）．中华神经外科杂志，2019，35（3）：217-239.

（邱天明　吴劲松　整理）

脑功能研究在胶质瘤围手术期的应用

42. 了解脑功能研究的历史有其重要的现实意义

虽然，现代科学研究已经让人们对大脑了解了很多，但仍有更多的未知领域。在进一步探索前，必须要了解脑功能研究的历史，只有了解人类是通过哪些方法一步一步解开大脑秘密的，才能有助于我们进一步了解它。本部分将按时间轴简述脑功能研究的重要历史事件，从而体会脑功能研究的技术方法及其科学进程。

相对比较客观地进行大脑功能探索的历史，至今有 200 多年。在此之前，无论是公元 2 世纪的"气体学说"，还是公元 4 世纪末的"脑室学说"，都是建立在主观推断之上，缺乏解剖学和结构学的依据。最初利用详尽解剖学知识修正了统治学术界 1000 多年的"脑室学说"的学者，当属 A Vasalius，他在 1543 年发表解剖论著，详细地介绍了大脑解剖知识，从而促进了之后的学者从大脑结构入手来探索脑功能。到 18 世纪初，解剖学家 F J Gall 和他的学生 J G Spurzheim 在他们的六卷本的《神经系统解剖学和生理学》中提出，大脑存在着发展程度不同的皮质区域并负责不同的脑功能。这之后的数十年内，施普尔茨海姆以"颅相学"进行总结和宣传，虽然这未被科学家所真正认可，但是他们的工作促进了人类以大脑结构为基础去认识和研究大脑的功能。从今天来看，这些研究仍有着划时代的科学意义，也为之后所有科学家研究脑功能提供了理论依据和研究方法。

进入到 19 世纪，随着显微镜的发明、细胞学说的建立，以及大脑解剖的逐渐成熟，脑功能研究发展迅速。Luigi Rolando 不仅描述了分隔中央前后回的中央沟，还将高级的心理功能定位于大脑之内。而比 Luigi Rolando 更准确地说明大脑和人类心理认知之间关系的是弗卢朗·皮埃尔（Flaurens Pierre），他通过动物实验，对不同的脑结构进行摘除，观察各部分的脑功能。他认为脑功能都是等势的，脑是通过统一的整体进行工作的，他开创了利用动物实验对不同的脑结构进行功能研究的方法，成为脑生理学的创始者。临床医生对患者的仔细观察也使得人脑的功能研究取得了突破性的进展。1861 年，法国神经病临床医生 P. 布洛卡（P P Broca）发现一个失语症患者与左脑额叶后部病变有关，把口头言语的丧失和脑局部损伤联系起来，于是该脑区域被命名为 Broca 区，是运动性语言皮质。

1874 年，Wernike 描述了一例左颞上回后部病变的患者，该患者虽能够完全正确地发音，但说出的话语无伦次，语言的理解能力有障碍，该脑区被命名为 Wernike 区，是感觉性语言皮质。几乎在同一时代，1870 年，德国精神病学家 Gustav Fritsch 和 Eduard Hitzig 首次用电刺激犬大脑半球前半部分的不同区域，获得了对侧身体肌肉群的收缩运动，找到了 5 个不同的运动点；而刺激半球的后半部却得不到肌肉的运动，证实了大脑中存在各司其职的运动中枢。此后，英国神经学家 David Ferrier 在猴、犬等动物脑上重复了 Gustav Fritsch 和 Eduard Hitzig 的电刺激实验结果，确立了脑感觉和运动功能定位的原则。第一个在人脑上进行电刺激的是美国神经外科医生 Roberts Bartholow，他于 1874 年在一名头骨上有一溃烂并露出脑膜的患者的大脑皮质上进行了电刺激的试探，详细地描述了弱电流在部分皮质区域进行刺激可引起部分肌肉的收缩，在另外部分皮质区域进行刺激，可伴有主观的感觉；而强电流会引起患者出现口吐白沫、肢体痉挛等症状。

进入 20 世纪，无论是美国的 Harvey Cushing，还是加拿大神经学家 W G Penfield，都通过大量的电刺激人脑的方法，进行了脑功能的精确定位。潘菲尔德的小矮人身体模型图（homunculus）精确描绘了大脑运动、感觉、视觉等皮质的分布特点，至今仍是经典。他所采用的就是头皮局麻的唤醒手术中直接皮质电刺激技术（direct cortical stimulation，DCS）。在 20 世纪的两次世界大战中，脑部受伤的病例也为人类观察自身大脑提供了大量的资料。因此，无论是对脑部损伤患者的观察，还是通过电刺激脑皮质研究脑功能的方法，都是直接或间接有创的，其相对直观、说服力强。随着 20 世纪科学技术的发展，脑电图（electroencephalogram，EEG）的采集和应用、影像技术的发明及电生理技术的逐步规范化，使得人类可以无创地观察脑结构和研究脑功能。从 20 世纪 20 年代末 EEG 技术的诞生，到 60 年代由其发展而来的事件相关电位技术（event-related potential，ERP），以及脑磁图的发明（magnetoencephalography，MEG），使之能实时记录与脑功能相关的事件发生时脑电的变化情况。随着 PET、功能磁共振成像技术（functional magnetic resonance imaging，fMRI）和近红外光谱成像技术（functional near-infrared spectroscopy，fNIRS）的发明，医生可通过观察和测量人脑在完成某一特定任务时脑部血流量、糖代谢、氧消耗等的变化情况，而进行脑功能的定位和脑网络的研究。21 世纪神经生物学的快速发展，如单细胞记录、多细胞记录、阵列电极记录等细胞电活动测量技术、组织化学的神经递质测量技术等，使得科学家能在细胞及分子水平上研究脑功能。

以上对于脑功能研究历史的回顾将帮助我们更好地将脑功能研究应用到临床实际工作及脑科学探索中去。

43. 技术互补才能更好地将脑功能成像应用于胶质瘤临床

胶质瘤手术的术前、术中脑功能定位是保护患者神经功能、降低术后致残率的关键。不同的脑功能定位技术各有利弊，如何将这些技术准确地应用到个体化的手术中去，是个值得研究的课题。本部分将概述各项技术并讨论它们各自的优劣。脑功能成像技术大致可分为两大类：电生理技术和测定脑内局部代谢或血氧的成像技术。前者是相对直接的测定技术，包括 EEG、MEG、经颅磁刺激（transcranial magnetic stimulation，TMS）、DCS；后者是相对间接的测定技术，包括 PET、SPECT、fMRI、fNIRS。电生理技术从成像原理上能反映神经电活动；PET 和 SPECT 通过脑局部化合物代谢间接反映脑功能；fMRI 和 fNIRS 则通过检测局部脑血管内血红蛋白水平间接反映脑功能变化情况。以上各种技术在脑功能定位的特点见表 5。目前，胶质瘤围手术期脑功能定位的方法为两者结合，个体化应用于不同的病例，以进行精准脑功能定位和保护。

44. 多模态功能影像学是术前脑功能定位的最主要方法

胶质瘤术前的脑功能定位技术包括多模态功能影像技术、EEG、MEG、PET 等。其中，多模态功能影像是临床上使用最广泛的技术。目前，功能影像新技术的迅猛发展已使术前脑功能定位实现了从二维成像到三维立体重现，从结构与功能分离到两者融合，从定位初级脑功能到定位高级认知功能，从基于任务态功能成像到静息态功能成像。多模态功能影像包括常规的结构影

表 5　脑功能定位技术的特点

	电生理技术（直接）			DCS	脑内局部代谢或血氧成像技术（间接）			
	EEG	MEG	TMS		PET	SPECT	fMRI	fNIRS
缺点	需要戴电极帽，空间分辨率低，不能探究脑深部神经活动	价格昂贵，对环境屏蔽要求高，空间分辨率较低，只能探测浅部脑皮质	需要严格设置刺激频率等参数，有一定的安全性问题	需要开颅后完成，癫痫发生率较高，仍不能进行全脑检测	价格昂贵，需要静脉注射同位素造影剂，不能进行多模态脑成像	需要静脉注射同位素造影剂，同位素衰变较慢，不能进行多模态脑成像	时间分辨率略低，仅对去氧血红蛋白敏感，受磁场环境和线圈的影响较大	只能反映浅表脑皮质，空间分辨率较低，需要佩戴红外线探头帽
优点	直接反映神经电活动，可较长时间检测，可移动便宜，可无接触头皮	直接反映神经电活动，时间分辨率较高，探测器与头皮无接触	直接反映神经功能，可进行深部皮质功能本身刺激，可用于浅表和深部刺激，可作为一种治疗手段	直接实时反映脑皮质功能	放射性试剂用量较低，对比度高，放射性同位素衰变速度快	没有放射性损害，空间分辨率更高，能进行多模态脑成像，流程相对简单	没有放射性损害，空间分辨率较高，能进行多模态脑成像，可同时检测多人，测试时间较长	同时反映去氧血红蛋白和氧合血红蛋白含量，可同时检测多人，测试时间可较长

像、基于 DTI 技术的纤维束示踪成像、基于血氧水平的任务态 BOLD 和静息态 BOLD。

（1）常规结构影像：常规结构影像是术前判断胶质瘤和功能区关系的首要影像资料，常规影像能提供大脑脑沟、脑回的信息，初步判断肿瘤的生长方式、侵袭范围，以及可能和哪些功能区有关，以此决定选择哪些技术来进行更准确的脑功能定位。在术前仔细阅读常规影像检查结果时，必须密切结合患者的临床表现（比如详细询问术前的症状及其病程，了解癫痫的先兆发生部位）进行详细的神经系统体格检查，评估术前神经功能状况，这些均有助于术前脑功能的定位及与病灶关系的评估，特别是对于颞叶胶质瘤的围手术期评估，尤为重要。以下为 1 例术前行 Wada 试验和认知功能评估的病例。

病例：患者，女性，36 岁，大学教师，因"反复右半身潮热发作"入院，头颅 MRI 提示左额颞叶弥漫性 LGG，考虑如行颞叶胶质瘤切除术会导致"非文字记忆""执行力""词语命名"功能损伤，故术前行 Wada 试验和认知功能评估，确定患者左侧大脑主要负责记忆和语言，同时认知功能正常，故术中连同右侧海马全切肿瘤病灶，术后患者记忆、语言和认知功能正常，见图 3。

（2）基于 DTI 技术的纤维束示踪成像：DTI 是定位皮质下纤维束的重要工具，可以通过示踪技术构建出锥体束、弓状纤维、视辐射等重要传导束，帮助神经外科医生在术前了解病灶和纤维束的空间解剖关系，制订术前计划，指导术中皮质下电刺激的范围和方向。我们之前的随机对照研究发现，应用 DTI 导航技术能降低胶质瘤术中的锥体束医源性损伤，减少术后运动功能障碍的发生。而弓状纤维的成像能帮助我们降低术后语言功能障碍的发生率。值得注意的是，由于 DTI 示踪成像技术可变因素较多，成像结果也有较大的不确定性，因此，如何区分不同功能的纤维

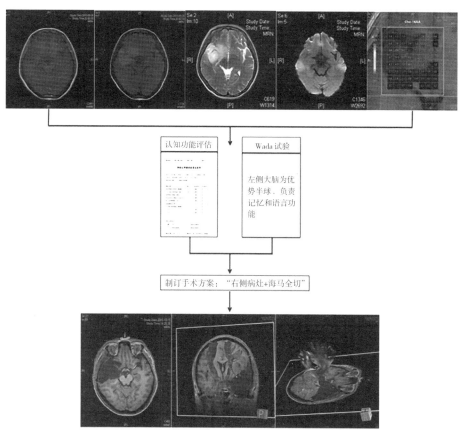

图 3　Wada 试验和认知功能评估在临床病例中的应用（彩图见彩插 2）

束、如何评估因病灶挤压而变形的纤维束的真实走行和功能、如何正确进行示踪参数的设定，都将是未来的研究方向。

（3）基于血氧水平的任务态 BOLD 和静息态 BOLD：传统的 BOLD 技术都是基于任务态的，胶质瘤术前运动任务 BOLD 和语言任务 BOLD 已成为功能区肿瘤切除术前的常规功能影像检查。BOLD 扫描时的运动或语言任务设计都已有了比较成熟的范式。运动 BOLD 定位运动区的准确度较高，而语言 BOLD 显示语言区的敏感度和特异度都略低。近来，静息态 BOLD 正被逐步应用到胶质瘤外科的脑功能定位中来。两者可以互相补充，为术前脑功能定位提供更多的信息。然而，由于 BOLD 成像技术是基于统计法的，因此，存在假阳性和假阴性，这是神经外科医生必须注意的。

多模态影像技术是将常规的结构影像、显示传导束的 DTI 影像和显示功能皮质的 BOLD 影像进行融合，进而实现三维成像。但是，影像学是间接显示脑功能的技术，不代表真实的神经元电活动，不能取代电生理技术，因此，它的临床价值更多地体现在术前更全面地评估病灶与脑功能皮质和皮质下传导束的空间解剖关系，帮助神经外科医生制订术前计划，了解术中可能接近到的重要脑功能区域，减少不必要的电刺激，降低因电刺激带来的癫痫发生率。

45. 电生理技术仍是术中脑功能定位的最可靠标准

从脑功能研究的历史中我们能发现，电生理技术从一开始就是脑功能定位的重要技术，如今脑功能皮质的概念和知识大多也是来源于电生理技术。随着电生理技术的规范化和普及，它已成为功能区胶质瘤手术中功能定位和监测的常规技术手段，也是目前术中脑功能定位的最可靠标准。体感诱发电位（somatosensory evoked potential，SEP）可以利用诱发电位的位相倒置来确定中央沟，这也是脊髓内胶质瘤切除术中监测脊髓节段和脊神经功能的方法；运动诱发电位（motor evoked potential，MEP）可用于术中运动区的定位和肿瘤切除过程中运动通路的监护；直接皮质电刺激可用于术中运动皮质和语言皮质的定位；直接皮质下电刺激可用于运动通路和语言通路的定位。在利用术中电生理技术进行脑功能定位和监测时，需要注意的是：①做好可能引起癫痫的处理准备，包括麻醉药物的准备及冰盐水的冲洗、头架的妥善固定、皮质下电刺激时远离皮质等；②需要麻醉的密切配合，包括镇静药和肌松药的使用，确保电生理结果有准确的参考价值；③语言皮质定位时唤醒麻醉技术的成熟是安全的保障；④电生理技术也并非完全准确的，而且在监测过程中会有延迟，需准确解读和判断电生理的结果；⑤有效结合解剖和功能影像的资料，将有助于提高电生理定位脑功能区的效率，降低癫痫等不良事件的发生。

近年来，术中磁共振的应用使得术中实时功能影像数据的采集和应用成为可能，术中唤醒的任务态磁共振及全麻术中的静息态功能磁共振都可提供实时功能区的信息，减少脑移位引起的误差。术中皮质—皮质电生理监测技术的应用可以帮助神经外科医生进行皮质及皮质下功能网络的定位及科学研究。术中实时皮质脑电记录和深部电极埋置视频长程脑电监测不仅是癫痫相关肿瘤外科的重要监测技术，也是脑功能研究的重要技术手段。

46. 在线实时脑功能定位

目前，神经皮质（运动区）功能定位的方法主要包括显微神经外科技术、神经影像技术、神经电生理技术等。神经影像技术存在一定的假阳性，尚不能实时监测手术进程，以及确定脑功能的状态。fMRI 的误差一般在 5 ～ 10 mm；PET 与电生理刺激的符合率仅有 65%；神经电生理技术的术中皮质或皮质下直接电刺激精度可达 5 mm，但是存在电刺激可能损伤大脑皮质、触发癫痫等问题，而且操作烦琐。目前的脑功能定位方法在速度、准确性和安全性方面不能完全满足脑功能区的手术需要。近年来，脑皮质电图（electrocorticogram，ECoG）在脑功能定位方面的应用受到了广泛关注，具有如下优点：①通过 passive detect 方式定位脑功能，不需要给予电刺激，避免潜在风险；②电刺激需逐点皮质刺激，占用较长时间，且定位局限于刺激点所在的小范围，而ECoG 则可以快速实现被覆盖脑区的功能定位，且通过信号分析可获得不同脑区的功能相关性，从而更加全面地评估和定位功能区；③皮质电刺激需要患者很好的配合才能实现精准定位，对于具有认知功能障碍的患者，以及部分儿童和老年患者难以实现，而 ECoG 功能定位则对配合度要求较低；④在必须使用皮质电刺激的情况下，可通过 ECoG 初步判断功能区所在区域，然后再施以皮质电刺激精确定位，从而缩小皮质电刺激试探范围。

在唤醒麻醉的前提下，医生剪开硬脑膜后，将电极贴于皮质表面，首先采集静息状态下的脑电作为基线，随后嘱患者按照范式运动或说话，同时检测对应脑区的皮质脑电信号。随着算法的优化和皮质电极硬件技术的升级，以 BCI2000 和 SIGFRIED 算法为主体的技术已经可以实现在线的实时定位，显示各电极点与当前范式的脑功能关联性，并在术中保留。其优势在于，在无电刺激的情况下，可根据大脑自身放电的特性分析放电脑区和功能范式之间的关系；缺点在于目前的算法还不成熟，准确性有待检验。但是，该技术有望在不久的将来替代皮质电刺激成为新的"金标准"。

47. 脑功能的精确定位有赖于科学技术的进一步发展

随着全球各大脑计划的立项、脑功能连接组研究的启动及脑网络概念的提出，围绕我们对脑功能定位这一问题的未知变得越来越多——脑皮质与某种脑功能是一一对应关系吗？脑网络是如何运作实现脑功能的？这些脑网络实现脑功能的结构解剖及细胞分子水平的机制是什么？在肿瘤切除前脑功能受到了怎样的影响？肿瘤切除后脑功能是否重塑及发生了怎样的重塑？我们利用ERP、fMRI等方法进行脑功能定位时，任务设计是否合理，时空分辨率如何同时提高？脑功能连接的属性除了连接强度、投射方向以外，还有什么特殊属性？

以上这些问题的回答，有待于研发出更高时空分辨率的技术，将各种技术互补并结合，不仅用于脑科学的研究，同时应用于临床诊治中。神经外科医生拥有利用各种技术和人类大脑面对面的优势，如何探索并保护好大脑，是永恒不变的课题。

参考文献

1. PUJOL S, WELLS W, PIERPAOLI C, et al. The DTI challenge: toward standardized evaluation of diffusion tensor imaging tractography for neurosurgery. J Neuroimaging, 2015, 25 (6): 875-882.

2. MORMINA E, LONGO M, ARRIGO A, et al. MRI tractography of corticospinal tract and arcuate fasciculus in high-grade gliomas performed by constrained spherical deconvolution: qualitative and quantitative analysis. AJNR Am J Neuroradiol, 2015, 36 (10): 1853-1858.

3. FARSHIDFAR Z, FAEGHI F, MOHSENI M, et al. Diffusion tensor tractography in the presurgical assessment of cerebral gliomas. Neuroradio J, 2014, 27 (1): 75-84.

4. VASSAL F, SCHNEIDER F, NUTI C.Intraoperative use of diffusion tensor imaging-based tractography for resection of gliomas located near the pyramidal tract: comparison with subcortical stimulation mapping and contribution to surgical outcomes. Br J Neurosurg, 2013, 27 (5): 668-675.

5. ZHU F P, WU J S, SONG Y Y, et al. Clinical application of motor pathway mapping using diffusion tensor imaging tractography and intraoperative direct subcortical stimulation in cerebral glioma surgery: a prospective cohort study. Neurosurgery, 2012, 71 (6): 1170-1183.

6. ZHANG Y, WAN S H, WU G J, et al. Magnetic resonance diffusion tensor imaging and diffusion tensor tractography of human visual pathway. Int J Ophthalmol, 2012, 5 (4): 452-458.

7. QIU T M, ZHANG Y, WU J S, et al. Virtual reality presurgical planning for cerebral gliomas adjacent to motor pathways in an integrated 3-D stereoscopic visualization of structural MRI and DTI tractography. Acta Neurochir (Wien), 2010, 15 (11): 1847-1857.

8. MAESAWA S, FUJII M, NAKAHARA N, et al. Intraoperative tractography and motor evoked potential (MEP) monitoring in surgery for gliomas around the corticospinal tract. World Neurosurg, 2010, 74 (1): 153-161.

9. QIU T M, YAN C G, TANG W J, et al. Localizing hand motor area using resting-state fMRI: validated with direct cortical stimulation. Acta Neurochir (Wien), 2014, 156 (12): 2295-2302.

10. WU J S, GONG X, SONG Y Y, et al. 3.0-T intraoperative magnetic

resonance imaging-guided resection in cerebral glioma surgery：interim analysis of a prospective, randomized, triple-blind, parallel-controlled trial. Neurosurgery, 2014, 61 (Suppl 1)：145-154.

11. LU J, WU J, YAO C, et al. Awake language mapping and 3-Tesla intraoperative MRI-guided volumetric resection for gliomas in language areas. J Clin Neurosci, 2013, 20 (9)：1280-1287.

12. QIU T M, YAO C J, WU J S, et al. Clinical experience of 3T intraoperative magnetic resonance imaging integrated neurosurgical suite in Shanghai Huashan Hospital. Chin Med J (Engl), 2012, 125 (24)：4328-4333.

13. WU J S, ZHANG J, ZHUANG D X, et al. Current status of cerebral glioma surgery in China. Chin Med J (Engl), 2011, 124 (17)：2569-2577.

14. NIHASHI T, DAHABREH I J, TERASAWA T. PET in the clinical management of glioma：evidence map. AJR Am J Roentgenol, 2013, 200 (6)：W654-W660.

15. GALLAGHER A, BELAND R, LASSONDE M. The contribution of functional near-infrared spectroscopy (fNIRS) to the presurgical assessment of language function in children. Brain Lang, 2012, 121 (2)：124-129.

16. TSUZUKI D, DAN I. Spatial registration for functional near-infrared spectroscopy：from channel position on the scalp to cortical location in individual and group analyses. Neuroimage, 2014, 85 (Pt 1)：92-103.

17. DE WITT HAMER P C, ROBLES S G, ZWINDERMAN A H, et al. Impact of intraoperative stimulation brain mapping on glioma surgery outcome：a meta-analysis.

J Clin Oncol，2012，30（20）：2559-2565.

18. YAU J M，HUA J，LIAO D A，et al. Efficient and robustidentification of cortical targets in concurrent TMS-fMRI experiments. Neuroimage，2013，76（1）：134-144.

19. DIEKHOFF S，ULUDAĞ K，SPARING R，et al. Functional localization in the human brain：Gradient-Echo，Spin-Echo，and arterial spin-labeling fMRI compared with neuronavigated TMS. Hum Brain Mapp，2011，32（3）：341-357.

（陈亮　整理）

胶质瘤基于分子标记物的化疗 / 靶向治疗

48. 目前临床胶质瘤常用化疗方案的研究进展

　　胶质瘤具有多种组织类型，包括毛细胞型星形细胞瘤、星形细胞瘤、少突细胞瘤，以及 GBM。近年来，大量脑肿瘤的基因组研究已证实了多个与胶质瘤有关的基因改变及信号通路。其中，尤以一些与肿瘤组织学类型或疗效有关的基因改变对临床医师的治疗有重大意义，例如：① 毛细胞型星形细胞瘤中的 *BRAF* 基因突变 / 基因融合；② 在少突细胞瘤患者中，*IDH1* 突变和 1p/19q 共缺失的接受放化疗后具有明显延长的生存期；③ *IDH* 突变可将胶质瘤分为预后不同的两组：*IDH* 突变组预后较好，*IDH* 野生型则预后不佳，且 *IDH* 野生型的 LGG 或 GBM 患者常伴有 *EGFR* 扩增、*PTEN* 缺失；④ *MGMT* 甲基化也被认为是 GBM 患者接受 TMZ 单药化疗的疗效预测标志物。如前述，TCGA 的研究表明，GBM 可根据 mRNA 表达及 DNA 甲基化的情况进一步分为前神经元型、神经元型、经典型和间质型等亚型。此外，

WHO 于 2016 年将 *IDH*、1p/19q 共缺失等分子病理纳入中枢神经系统恶性肿瘤分类中，这些都是胶质瘤分子病理研究方面的巨大进展。尽管如此，胶质瘤，尤其是 HGG 的平均生存期仍然非常短。

对于 LGG 患者，目前常用的化疗药物有替莫唑胺、甲基苄肼、尼莫司汀、洛莫司汀、长春新碱等。RTOG 980 临床试验证实了放疗联合 PCV 方案对高危 LGG 患者的生存益处。然而，由于缺乏两种方案的直接比较，临床上大量医生仍然倾向于使用给药方式更方便的口服替莫唑胺治疗。此外，目前对于 LGG 术后何时开始化疗，化疗的疗程、是否联合放疗等都没有达成统一。针对分子标志物的临床研究亦取得了非常大的进展。回顾性临床研究文献表明，*IDH* 突变可能成为脑胶质瘤患者对现有术后辅助治疗（放化疗）方法是否敏感的预测因子。临床试验 RTOG 9402 的长时间随访研究结果表明，间变少突细胞瘤对 PCV 化疗方案（洛莫司汀 + 甲基苄肼 + 长春新碱）的敏感性与 *IDH* 突变呈统计学相关。因此，*IDH* 突变型脑胶质瘤患者的预后和对辅助治疗的敏感性都较 *IDH* 野生型者好。

在 GBM 方面，2005 年 Stupp 等通过同步放化疗和 TMZ 辅助化疗的治疗方案将 GBM 患者的平均生存期从 12.1 个月延长至 14.6 个月，并将 2 年生存率从 12.1% 提升至 26.5%。虽然这是胶质瘤治疗的一大重要进步，但仍有很大的提升空间。因此，根据发现的与胶质瘤生物学行为相关的基因突变或分子标志物来寻找靶向该标志物的特异性治疗，成了全世界神经外科及神经肿瘤科医师的研究目标。

目前，对于初发 GBM 的标准治疗是最大程度安全切除肿瘤继以 TMZ 同步放化疗和 6 个疗程的 TMZ 辅助化疗。其他有研究试图通过更改 TMZ 的用药方法来克服 TMZ 的耐药情况。但 RTOG0525 临床试验表明，初发 GBM 患者同步放化疗后给予 TMZ 21 天 /28 天连续小剂量方案（75 ～ 100 mg/m²）与传统 TMZ 5 天 /28 天方案在 PFS 与 OS 方面无统计学差异，而两组患者中均表现出了 *MGMT* 甲基化提示更长 OS 的预后预测作用。此外，GEINO 14-01 临床试验显示，延长 TMZ 辅助治疗的疗程不能增加 GBM 的 OS；RTOG 0825 和 AVAglio 表明，初发时增加靶向药物也不能延长 GBM 患者的 OS。

复发胶质瘤的治疗目前仍没有公认的标准治疗方案。部分病例根据具体情况可能可以再次手术治疗或者再次放疗，但更多的病例会接受化疗或者诸如肿瘤治疗电场（tumor treating fields，TTF）等的新型治疗方式。复发后的化疗一般可以选择烷化剂化疗（洛莫司汀等），而 MGMT 启动子非甲基化的患者对烷化剂化疗的效果也不尽如人意。此外，近年来复发后再次使用替莫唑胺治疗的报道较前有减少。

49. 胶质瘤分子分型与化疗

WHO 2016 年修订的中枢神经系统（central nervous system，

CNS）肿瘤分类引入了分子遗传学生物标志物 *IDH1/IDH2* 和 1p/19q 共缺失，作为对成人弥漫性胶质瘤进行完全分类的要求。此外，端粒酶反转录酶（tolomerase reverse transeriptase，TERT）启动子正在成为胶质瘤的关键分子标志物，当与 *IDH1/IDH2* 和 1p/19q 状态联合使用时，具有一定的预后价值。TCGA 对 GBM 及较低级别胶质瘤（WHO Ⅱ～Ⅲ级）进行了高通量的体细胞检测，结果也显示，*IDH*、1p/19q 可以将胶质瘤分为 3 种类别，*IDH* MT/codel、*IDH* MT/noncodel、*IDH* WT。此外，Eckel-Passow 等研究报道，*IDH*、1p/19q 共缺失和 TERT 启动子可将胶质瘤分为预后及基因突变不同的 5 个亚组。因此，可以想象，不同亚组的胶质瘤患者对单一的辅助治疗方式，其敏感性是不同的。

2014 年，美国杜克大学的 Hai Yan 团队发表文章表明，根据 *IDH* 和 *TERTp* 是否突变将恶性胶质瘤分为 *IDH* mut/*TERTp*mut、*IDH*mut/ *TERT*wt、*IDH*wt/*TERTp*mut 及 *IDH*wt/*TERTp* wt 4 个分子亚型；4 个亚型的预后明显不同：*IDH*mut/*TERTp*mut 预后最好，*IDH*mut/*TERTp*wt 其次，*IDH* wt/*TERTp*wt 较差，而 *IDH*wt/ *TERTp*mut 预后最差。这种分型比基于高通量测序得到的 TCGA 分型具有更简单而实用的特点。

该研究针对 473 例成人胶质瘤患者 *IDH1/IDH2* 表达情况和 *TERTp* 突变情况与 OS 的关系进行了分析。该团队发现在 74.2% 的 GBM 中存在 *TERTp* 突变，但在 Ⅱ～Ⅲ级星形细胞瘤中仅有少量突变（18.2%）。相反，在 78.4% 的 Ⅱ～Ⅲ 级星形细胞瘤中存在 *IDH1/IDH2* 突变，但在原发 GBM 中并不常见。在少突胶质瘤中，79% 的病例同时存在 *TERTp* 的突变和 *IDH1/IDH2* 突变。

生存分析显示，*IDH* 野生型、*TERTp* 突变的患者预后最差，中位 OS 为 11.5 个月，大多为原发性 GBM；*IDH1/IDH2* 突变、*TERT* 野生型的患者，其病理结果大多表现为星形细胞改变，中位 OS 为 57 个月；而同时具有 *IDH1/ IDH2* 突变和 *TERTp* 突变的肿瘤患者大多表现为少枝树突状胶质细胞改变，其预后最好，中位 OS 为 125 个月。

因此，在临床上可以用 *IDH1/IDH2* 或 *TERTp* 的突变对患者进行进一步分类来指导治疗。这些标志物不仅有助于对患者进行与预后相关的分组，也能够辅助传统的组织病理学检测从而提高诊断的准确率。但是，该研究关于预后及生存率的分析主要集中在 HGG，对于较低级别胶质瘤未详细研究。

我们团队的研究结果提示，*TERTp* 突变和 *IDH* 突变情况相结合有助于对低级别星形细胞瘤或 1p/19q 完整的 LGG 进行预后相关的进一步分组。而结合 Hai Yan 的研究来看，*TERTp* 突变和 *IDH* 突变情况相结合对于 HGG 及 LGG 进行预后相关的分组均有辅助作用，将来或许可以指导个体化的治疗方式。

肿瘤分子病理的两个重要临床意义在于评估预后和指导治疗，根据 *IDH/TERTp* 突变划分的胶质瘤分子病理分型对评估患者预后具有极其重要的意义，同时 *IDH* 突变对辅助治疗敏感性的判断也具有重要的预测作用。这使得我们进一步思考，*TERTp* 突变结合 *IDH* 突变是否可以更精确地指导胶质瘤的综合治疗。因此，复旦大学附属华山医院神经外科研究团队联合杜克大学，以及香港中文大学发表了临床研究文章，对这个问题进行了回顾性的探索。

结果显示，在 *IDH*mut/*TERTp*mut、*IDH*mut/*TERTp*wt 和 *IDH* wt/*TERTp*mut 亚型中，术后接受放化疗患者的 PFS 较未接受放化疗患者明显延长，随后的多因素生存分析证实了这一结果；而在 *IDH* wt/*TERTp*wt 亚型中，术后接受放化疗和未接受放化疗的 PFS 相比较未见明显差异（图 4）。以下为 1 例临床典型病例，见图 5。

该结果初步认为，在预测 WHO Ⅱ～Ⅲ级胶质瘤患者对术后辅助治疗的敏感性方面，*TERTp* 突变有可能作为对 *IDH* 突变的补充，将 *IDH* 野生型胶质瘤进一步分为 *IDH*wt/*TERTp*mut 和 *IDH* wt/*TERTp*wt 亚型，前者对现有辅助治疗敏感而后者不敏感。但是，由于该研究是样本量相对有限的回顾性临床研究，其结论需要更大样本的回顾性临床研究，以及临床试验的证实。

国际上，Ⅲ期 2×2 析因随机设计 CATNON 试验研究入组 751 例无 1p/19q 共缺失的间变性胶质瘤，治疗方案为单纯接受 59.4 Gy 放疗，或放疗同步 TMZ，或放疗序贯 12 周期 TMZ 辅助，或 STUPP 方案。2019 年的美国临床肿瘤学会（American Society of Clinical Oncology，ASCO）会议上发布的结果显示，

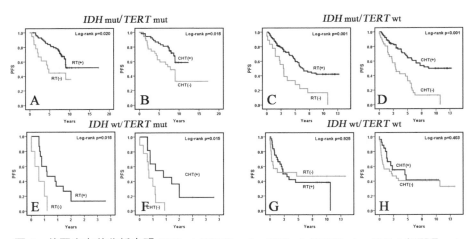

图4 单因素方差分析表明 *IDH*mut/*TERTp*mut、*IDH*mut/*TERTp*wt、*IDH*wt/*TERTp*mut 组对术后放化疗敏感

图片来源：Zhang Z Y，Chan A K Y，Ding X J，et al.TERT promoter mutations contribute to IDH mutations in predicting differential responses to adjuvant therapies in WHO grade Ⅱ and Ⅲ diffuse gliomas.Oncotarget，2015，6（28）：24871-24883.

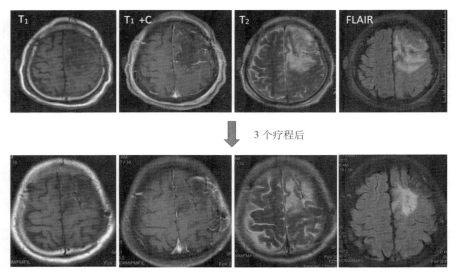

图5 患者为复发星形细胞瘤（2016年版WHO标准）术后，分型为 *IDH* mut/*TERTp*wt，经3个疗程顺铂+TMZ辅助化疗后疾病稳定

接受或不接受同步替莫唑胺治疗，其 5 年 OS 分别为 50.2%（95%*CI* 44.4 ～ 55.7）和 52.7%（95%*CI* 46.9 ～ 58.1）。*IDH* 野生型肿瘤中位 OS 为 19 个月（95%*CI* 16.3 ～ 22.3），*IDH* 突变型肿瘤中位 OS 为 116 个月（95%*CI* 82.0 ～ 116.6）。*IDH* 突变可预测 TMZ 辅助化疗的获益 [*IDH* 突变组 *HR* 0.41（95%*CI* 0.27 ～ 0.64）；*IDH* 野生组 *HR*=1.05（95%*CI* 0.73 ～ 1.52）；相互检验 *P* = 0.001]。在接受 TMZ 辅助治疗的 IDH 突变患者中，接受同步 TMZ 治疗后 OS 的 *HR*=0.71（95%*CI* 0.35 ～ 1.42，*P* = 0.32）。在整个研究队列中，TMZ 同步放疗组未提高 OS。在 *IDH* 突变的肿瘤患者中有 TMZ 同步放疗的生存获益趋势。TMZ 辅助治疗增加了 *IDH* 突变型患者 OS，而 *IDH* 野生型患者无更多 OS 获益。

在 RTOG9802 试验中，研究者对 106（42%）例患者进行了进一步的分子分型，其中，41% 为 *IDH*mut/non-codel，35% 为 *IDH*mut/codel，24% 为 *IDH*wt。结果发现，*IDH*mut/codel 和 *IDH*mut/non-codel 亚型的患者，接受 PCV 治疗后获得了显著的 PFS 和 OS 延长，该结果也与 RTOG9402（JCO2014）中的结果一致。而 IDHwt 亚型的患者接受 PCV 治疗后没有获得显著的生存益处。

综上所述，目前国内外基于分子分型的临床试验或者回顾性研究不胜枚举，对胶质瘤的辅助治疗提供了许多值得参考的证据，给临床神经外科医生，以及肿瘤科医生、放疗科医生予以了极大的帮助。

50. 胶质瘤的分子靶向治疗

血管生成是 GBM 的重要病理标志，多年来一直是神经肿瘤界的重要研究目标。血管生成由一系列促血管生成及抗血管生成因子组成的复杂网络来调控，其中被认为最重要的是 VEGF 及其受体 VEGFR。在此理论基础上，贝伐单抗作为第一个抗血管生成药物开始应用于 GBM 的治疗。贝伐单抗是一种人重组单克隆抗体，可以与所有 VEGF 亚型结合，导致肿瘤血供减少，抑制肿瘤生长。先前的研究已证实贝伐单抗在结直肠癌、肺癌、乳腺癌及肾癌中具有改善预后的效果，且在临床前期异种移植模型上被证实可以抑制人 GBM 生长。美国 FDA 已批准贝伐单抗应用于复发 GBM，然而并没有随机临床研究证实贝伐单抗具有延长生存期的作用。有研究已证明，贝伐单抗联合口服烷化剂洛莫司汀相比各自单药治疗对于复发 GBM 的患者具有更显著的延长生存期的作用。此外，已有 II 期临床试验表明，贝伐单抗联合伊立替康可以使复发 GBM 患者的缓解率达到 60%，6 个月无进展生存期（PFS-6）达到 38% ～ 46%。另一个大型 II 期临床试验则对照比较了贝伐单抗联合伊立替康与贝伐单抗单药治疗复发 GBM 的疗效，其缓解率分别为 38% 和 28%，PFS-6 分别为 50% 和 42%。然而，在随后针对初发 GBM 患者的 III 期临床试验中，贝伐单抗并未取得理想的疗效。RTOG0825 试验针对初发 GBM 患者进行贝伐单抗（或安慰剂）联合 TMZ 标准同步放化疗方案的对照研究，结果显示，贝伐单抗试验组与安慰剂对照组的 OS 相似；贝伐单抗试验组较对照组具有较长的 PFS，但未达到预计的统计学差异。

随着分子标志物在胶质瘤诊治中的作用越来越重要，不同分子标志物是否对某种化疗存在特异的疗效预测作用变得非常有研究价值，如 MGMT 提示 TMZ 化疗的敏感性。而针对 *IDH/TERT* 突变对化疗疗效的预测研究则较少。上述基于 *IDH/TERT* 四分型的疗效预测研究主要针对传统化疗方案（如顺铂 +TMZ，或联合 ACNU 类药物），对抗血管生成药物贝伐单抗并没有涉及。然而，从临床上对胶质瘤患者的治疗中我们发现，部分患者在传统化疗方案治疗失败后，对贝伐单抗挽救治疗反而表现出了一定的疗效。以下为一例临床典型病例。

该患者罹患巨细胞 GBM，分型为 *IDH* wt/*TERTp*wt，经过 3 个疗程的顺铂 + 隔周 TMZ 化疗后显示疾病进展，而在贝伐单抗 + ACNU 治疗一个疗程后即显示影像学部分缓解，见图 6。

因此，我们正逐步研究 *IDH/TERT* 四分型对贝伐单抗治疗胶质瘤（尤其是复发 GBM）是否存在疗效预测作用，并希望通过多种影像学手段对疗效进行更详细的评价。目前我们的临床研究提示，MGMT 启动子甲基化和 TERTpwt 的复发 HGG 患者接受贝伐单抗 + 亚硝基脲类药物治疗后具有获得更好客观缓解率的趋势。

除了贝伐单抗，还有许多靶向 VEGF 的药物正在研究。西地

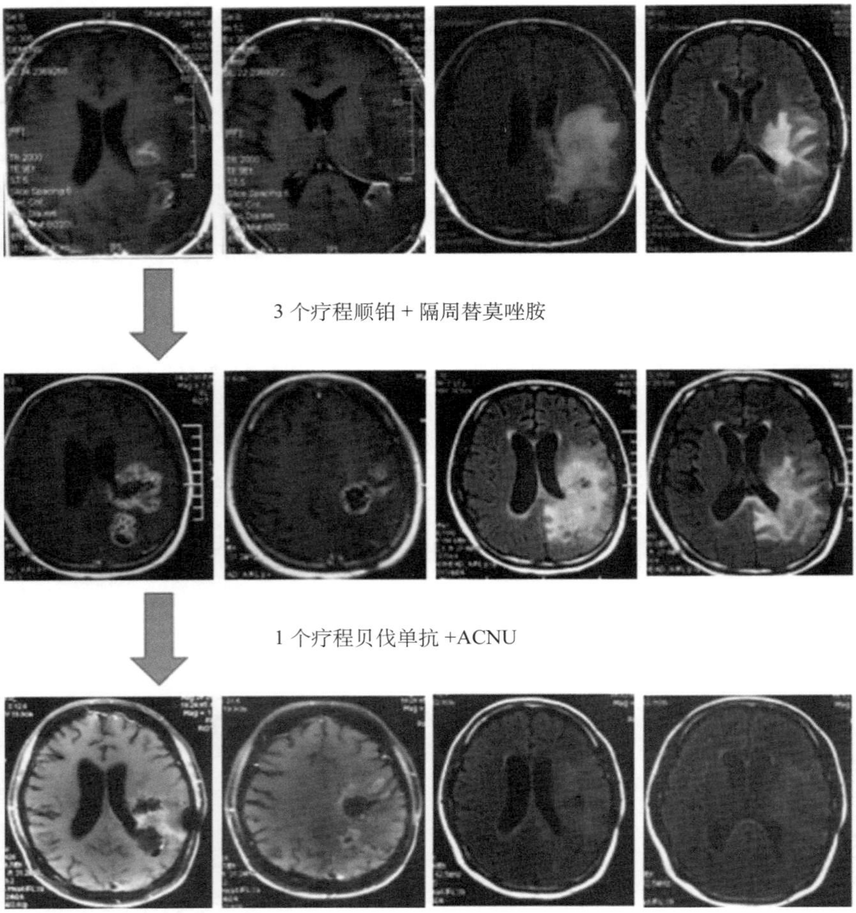

3 个疗程顺铂 + 隔周替莫唑胺

1 个疗程贝伐单抗 +ACNU

图 6　贝伐单抗治疗复发 GBM 典型病例 1 例

尼布是一种口服 VEGF 抑制剂。在一个 II 期单中心临床试验中显示出了一定作用。然而在 III 期临床试验中，无论是单药还是联合洛莫司汀，都没有显示出延长 PFS 的作用。其他药物，如 VEGF Trap、Enzastaurin 等均尚未显示出显著的作用。而在针对 EGFR 的靶向药物研究中，厄洛替尼和吉非替尼在复发 GBM 中的效果甚微。不可逆 EGFR 抑制剂如阿法替尼在复发 GBM 的治疗中也没有显示出足够的有效性。目前正在研究一种二代 EGFR 抑制剂——Dacomitinib，NCT01112527。其他靶向药物还包括哺乳动物西罗莫司靶向抑制剂西罗莫司和法尼基转移酶抑制剂 Tipifarnib，其在复发 GBM 治疗中显示出了微小的作用。

此外，近年来国际上出现了一些突变 IDH 的抑制剂的相关临床试验，也取得了一定的进展。美国多中心开展的一项 I 期临床试验即是采用了两种突变 IDH 的抑制剂：ivosidenib（AG-120）及 vorasidenib（AG-881），用于 IDH 突变的复发 LGG 患者的围手术期辅助治疗。结果显示，术前应用 AG-120 和 AG-881 均能有效抑制 IDH1 突变胶质瘤的 2-HG 水平，抑制效果相比对照组超过 90%，且无明显的不良反应。

综上所述，尽管弥漫性胶质瘤仍然被认为是一种不可治愈的疾病，且 GBM 具有非常差的预后，但是目前的分子病理研究、高通量基因测序、多种化疗 / 靶向药物的选择等各方面的进步都在为将来的成功添砖加瓦，我们认为，综合治疗及个体化方案将会在胶质瘤的治疗中占据至关重要的地位。

参考文献

1. JONES D T, KOCIALKOWSKI S, LIU L, et al. Tandem duplication producing a novel oncogenic BRAF fusion gene defines the majority of pilocytic astrocytomas. Cancer Res，2008，68（21）：8673-8677.

2. CAIRNCROSS G, WANG M, SHAW E, et al. Phase Ⅲ trial of chemoradiotherapy for anaplastic oligodendroglioma: long-term results of RTOG 9402. J Clin Oncol, 2013, 31 (3): 337-343.

3. SHAW E G, WANG M, COONS S W, et al. Randomized trial of radiation therapy plus procarbazine, lomustine, and vincristine chemotherapy for supratentorial adult low-grade glioma: initial results of RTOG 9802. J Clin Oncol, 2012, 30 (25): 3065-3070.

4. YAN H, PARSONS D W, JIN G, et al. IDH1 and IDH2 mutations in gliomas. N Engl J Med, 2009, 360 (8): 765-773.

5. HARTMANN C, HENTSCHEL B, WICK W, et al. Patients with IDH1 wild type anaplastic astrocytomas exhibit worse prognosis than IDH1-mutated glioblastomas, and IDH1 mutation status accounts for the unfavorable prognostic effect of higher age: implications for classification of gliomas. Acta Neuropathol, 2010, 120 (6): 707-718.

6. Brennan C W, Verhaak R G, McKenna A, et al. The somatic genomic landscape of glioblastoma. Cell, 2013, 155 (2): 462-477.

7. HOUILLIER C, WANG X, KALOSHI G, et al. IDH1 or IDH2 mutations predict longer survival and response to temozolomide in low-grade gliomas. Neurology, 2010, 75 (17): 1560-1566.

8. SONGTAO Q, LEI Y, SI G, et al. IDH mutations predict longer survival and response to temozolomide in secondary glioblastoma. Cancer Sci, 2012, 103 (2): 269-273.

9. LOUIS D N, PERRY A, REIFENBERGER G, et al. The 2016 World Health Organization classification of tumors of the central nervous system: a summary. Acta Neuropathol, 2016, 131 (6): 803-820.

10. KILLELA P J, REITMAN Z J, JIAO Y, et al. TERT promoter mutations occur frequently in gliomas and a subset of tumors derived from cells with low rates of self-renewal. Proc Natl Acad Sci USA, 2013, 110 (15): 6021-6026.

11. KILLELA P J, PIROZZI C J, HEALY P, et al.Mutations in IDH1, IDH2, and in the TERT promoter define clinically distinct subgroups of adult malignant gliomas. Oncotarget, 2014, 5 (6): 1515-1525.

12. CHAN A K, YAO Y, ZHANG Z, et al.TERT promoter mutations contribute to subset prognostication of lower-grade gliomas. Mod Pathol, 2015, 28 (2): 177-186.

13. Zhang Z Y, Chan A K, Ding X J, et al. TERT promoter mutations contribute to IDH mutations in predicting differential responses to adjuvant therapies in WHO grade II and III diffuse gliomas. Oncotarget, 2015, 6 (28): 24871-24883.

14. VAN DEN BENT M J, BAUMERT B, ERRIDGE S C, et al. Interim results from the CATNON trial (EORTC study 26053-22054) of treatment with concurrent and adjuvant temozolomide for 1p/19q non-co-deleted anaplastic glioma: a phase 3, randomised, open-label intergroup study. Lancet, 2017, 390 (10103): 1645–1653.

15. GILBERT M R, DIGNAM J J, ARMSTRONG T S, et al. A randomized trial of bevacizumab for newly diagnosed glioblastoma. N Engl J Med, 2014, 370 (8): 699-708.

16. 陈迪康，丁骁杰，张振宇，等. 贝伐单抗联合亚硝基脲类药物治疗复发高级别胶质瘤的单臂 II 期临床研究. 中国癌症杂志，2018，28（9）：649-656.

17. WELLER M，LE RHUN E，PREUSSER M，et al. How we treat glioblastoma. ESMO Open，2019，4（Suppl 2）：e000520.

18. VAN DEN BENT M J，ERRIDGE S，VOGELBAUM M A，et al. Second interim and first molecular analysis of the EORTC randomized phase III intergroup CATNON trial on concurrent and adjuvant temozolomide in anaplastic glioma without 1p/19q codeletion. J Clin Oncol，2019，37（15_suppl）：2000.

19. BALANA C，BARROSO C M，DEL BARCO BERRON S，et al. Randomized phase IIb clinical trial of continuation or non-continuation with six cycles of temozolomide after the first six cycles of standard first-line treatment in patients with glioblastoma：A Spanish research group in neuro-oncology（GEINO）trial. J Clin Oncol，2019，37（15_suppl）：2001.

20. BELL E H，WON M，FLEMING J L，et al. Updated predictive analysis of the WHO-defined molecular subgroups of low-grade gliomas within the high-risk treatment arms of NRG Oncology/RTOG 9802. J Clin Oncol，2019，37（15_suppl）：2002.

21. MELLINGHOFF I K，CLOUGHESY T F，WEN P Y，et al. A phase I，open label，perioperative study of AG-120 and AG-881 in recurrent IDH1 mutant，low-grade glioma：results from cohort 1. J Clin Oncol，2019，37（15 suppl）：2003.

（丁骁杰　姚瑜　整理）

免疫治疗是未来胶质瘤辅助治疗的方向

51. 肿瘤免疫治疗的发展简史

肿瘤免疫治疗即通过激活或调动自体免疫系统或转输免疫活性细胞，诱导并重建抗肿瘤免疫反应，从而达到抑制或杀伤肿瘤细胞的目的。随着免疫学的快速发展，肿瘤免疫治疗也成了最令人瞩目、最鼓舞人心的治疗方法，除了传统的疫苗、抗体外，目前广义的肿瘤免疫治疗包括各种免疫学方法制备的小分子靶向药物、细胞因子、基因修饰等衍生产品。肿瘤免疫治疗与现代高科技生物技术相结合，已发展成为继手术、化疗、放疗之后的第4种肿瘤治疗模式——肿瘤生物免疫治疗。恶性脑肿瘤目前的主要治疗手段包括：手术、放疗和化疗，这些方法被患者比喻为"尖刀、烙铁和毒药"。与上述疗法相比，免疫治疗总体不良反应小、特异性强，同时更具有个性化治疗的潜力。如今，免疫治疗已成为恶性脑肿瘤转化医学研究的热点和重要实践领域。

近代肿瘤免疫治疗已有100多年的历史，其发展可谓是一路坎坷。19世纪末美国 Sloan-Kettering 癌症中心的骨科医师威廉·科莱（William Coley）发现有些骨肉瘤合并感染的患者出现了肿瘤消退的现象，于是他尝试将一种细菌混合物注射至骨肉瘤患者，这是近代肿瘤免疫治疗的首次尝试，但疗效并不理想。1909年，Paul Ehrlich 首先提出了"免疫监视"理论，即免疫系统在不断巡逻并摧毁新生的癌细胞；至20世纪60年代经Thomas、Burnet 和 Good 等系统化整理成"免疫监视学说"；直至20世纪80年代，研究人员观察到人体细胞虽然存在高频突变，但实际发生恶性肿瘤的概率比理论值要低很多，从而支持了"免疫监视学说"。20世纪60年代单克隆抗体技术问世后，M S Mahaley 尝试用单克隆抗体治疗脑肿瘤；20世纪70年代又掀起一次以卡介苗（bacillucalmette-guerin，BCG）为代表的非特异性肿瘤免疫治疗高潮，同时还出现了以血清学方法测定甲胎蛋白（alpha-fetoprotein，AFP）或癌胚抗原（carcinoembryonic antigen，CEA）等标志物作为肿瘤的诊断和预后指标。1973年，R M Steinman 发现了 DC，DC 逐渐成为肿瘤免疫治疗的一个重要载体。到20世纪80年代，随着分子生物学的发展，转基因小鼠、重组 cDNA 表达文库血清 SEREX 分析法等技术的出现也使得肿瘤免疫突飞猛进，白细胞介素2（IL-2）、干扰素（interferon，IFN）、过继免疫治疗等方法纷纷应用于各类恶性肿瘤。但令人失望的是，大多数尝试纷纷在Ⅱ/Ⅲ期临床试验中折戟沉沙，关于肿瘤与免疫的关系也一度引发了极大的争论。让人欣慰的是，上述失败使人们更加了解了人体免疫系统。20 世纪 90 年代抗原呈递机制和 T 细胞识别机制的研究有了突破性进展，基因重组技术、人源化基因工程抗体等也逐渐进入临床应用。截至 2008 年，美国 FDA 已批准了 20 余种肿瘤免疫治疗产品，包括单克隆抗体（如抗 VEGF 单抗 Bevacizumab 等）、免疫佐剂（如 BCG、TLR 激动剂咪喹莫特等）、细胞因子（如 IFN-α、IL-2、TNF-α 等）、辅助药物（如 GM-CSF 等）、预防性疫苗（如 HBV、HPV 疫苗等）等。2010 年 4 月和 2011 年 3 月，美国 FDA 分别批准了另外两个肿瘤免疫治疗产品：Sipuleucel-T 和 Ipilimumab，适应证分别为晚期雌激素治疗无效的前列腺癌和晚期黑色素瘤。其中，Sipuleucel-T 采用 DC 联合 T 细胞，与化疗协同使用后可延长晚期前列腺癌患者生存期。Ipilimumab 是一种 CTLA-4 拮抗剂，它可以抑制 T 细胞的负性调控，使杀伤性 T 细胞（cytotoxic T lymphocyte，CTL）更轻松地消灭黑色素瘤细胞。尽管上述免疫治疗产品存在着或多或少的问题，但它们的成功上市，真正标志着肿瘤免疫治疗迈入了临床应用的新阶段。近年来肿瘤免疫治疗发展日新月异，肿瘤免疫已进入一个全新的时代，免疫学理论和方法已广泛应用于肿瘤诊治，目前肿瘤免疫治疗的范畴还在不断扩大，免疫学方法更多地发展成为一种工具。

生物免疫治疗一度被认为是攻克癌症的达摩克利斯之剑（Sword of Damocles），但正如前述，随着免疫治疗的开展，研究者们遇到了很多困难，一方面真正认识到人体免疫的复杂性，另一方面再次催生了免疫学的发展，揭开了许多谜团，真正开启了肿瘤免疫治疗的时代。有些恶性肿瘤，如黑色素瘤、前列腺癌等在免疫治疗方面取得了可喜的进展，但仍有许多恶性肿瘤包括胶质瘤在内，其免疫治疗还有待进一步研究。众所周知，缺乏典型的淋巴引流系统是中枢神经系统的一大特征。正常情况下中枢神经系统中几乎没有 T 细胞，然而在炎症等刺激下 T 细胞可大量进入中枢神经系统。尽管当前这一理论被广泛接受，但是关于免疫细胞如何进出中枢神经系统的机制我们却知之甚少。由于中枢神经系统是一个高度免疫耐受器官，因此脑肿瘤免疫具有其特殊性。人们曾认为中枢神经系统是免疫豁免器官，但随着中枢神经系统免疫的发展，人们认识到中枢神经系统是"免疫特别"而非"免疫豁免"器官，中枢神经系统淋巴管的发现更是改变了人们以往的观点。Antoine Louveau 等在研究 T 细胞出入脑膜的通路时发现硬脑膜窦中存在功能性淋巴管结构。这些淋巴管结构表达了所有正常淋巴管内皮所表达的分子标志，并且具有输送脑脊液和淋巴细胞的功能。另外，该淋巴管结构还与颈深淋巴结相沟通。这一发现为神经免疫及免疫治疗领域带来一缕曙光，同时给神经系统退行性疾病、炎症性疾病的治疗指引了新的方向。在胶质瘤中也常见 T 细胞浸润，恶性胶质瘤周边的血脑屏障往往由于水通道蛋白 4 表达上调等因素使其对免疫细胞通透性增高。此外，中枢神经系统中的小胶质细胞具有 DC 样功能。中枢神经系统免疫在脑肿瘤、炎症、自身免疫性疾病、退行性疾病，以及包括记忆等在内的各种病理、生理过程中发挥着重要作用。目前有研究发现，与其他恶性实体肿瘤不同，恶性脑肿瘤在早期对宿主免疫影响较微，可为脑肿瘤免疫治疗提供便利。不同级别胶质瘤患者血清中的 IFN-γ、IL-17、IL-6、IL-23、TGF-β 等水平无明显差异，且与正常对照组无差别；但也有研究发现恶性胶质瘤对宿主免疫表现出抑制作用，如 CD3、CD4 细胞及 NK 细胞数目降低，CD4/CD8 比例失调，宿主血清中 IgG、IgM、IgA 普遍降低等。对于中枢神经系统免疫我们还需要进一步深入了解，寻找机体免疫系统在恶性脑肿瘤防治中合适的切入点。

　　肿瘤免疫治疗根据不同方法可分为非特异性免疫和特异性免疫、被动免疫和主动免疫。非特异性免疫包括细胞因子、BCG治疗等，特异性免疫治疗包括特异性抗原肽、抗体，以及负载特异性抗原的 T 细胞免疫治疗等。被动免疫指输入外源性免疫效应因子，增强机体抗肿瘤免疫应答，以达到治疗肿瘤的目的，如单克隆抗体靶向治疗、过继转输淋巴细胞等；主动免疫则利用肿瘤抗原刺激机体产生特异性免疫应答，阻止肿瘤生长、扩散和复发，如抗原肽疫苗、基因修饰疫苗、抗独特型抗体等。按免疫学方法可分为单克隆抗体治疗、疫苗、过继免疫治疗、细胞因子治疗等。然而就目前的研究结果来看，单一手段的免疫治疗很难奏效，学者们多采用联合治疗策略，如 DC 和过继 T 细胞联合、抗原联合佐剂、免疫治疗与抑制免疫逃逸同步、免疫治疗与放化疗结合等。下面我们从不同的角度来解析脑肿瘤免疫治疗。

52. 胶质瘤肿瘤相关抗原是目前研究的难点和重点

肿瘤抗原是唤醒机体抗肿瘤免疫反应的关键，是免疫治疗的钥匙。20 世纪初人们猜测存在肿瘤抗原，20 世纪 50 年代学者们发现肿瘤特异性移植抗原及机体免疫反应具有抗肿瘤作用，20 世纪 90 年代肿瘤抗原识别机制的发现为特异性主动免疫治疗奠定了基础。1991 年比利时科学家 Boon 等经过不懈努力，首次发现了人类肿瘤免疫排斥抗原——MAGE-1 抗原。采用同样方法，已有 10 余种肿瘤特异性抗原的编码基因被相继克隆，如 MAGE-3、MART-1、Tyrosinase 等。后续的 CTL 筛选法、SEREX 分析法、多肽洗脱法等鉴定方法，以及新近的基因组学、蛋白组学、生物信息学等方法的出现极大地促进了肿瘤抗原的进展。2005 年美国国立癌症研究所（nationalcancerinstitute，NCI）推出的 TCGA 让我们更加深入地了解肿瘤。其中，GBM 首批入选并率先发布成果，这对脑肿瘤免疫学不啻为一个很好的机遇。

肿瘤抗原一般包括肿瘤特异性抗原（tumor specific antigen，TSA）和肿瘤相关抗原（tumor-associated antigen，TAA）。恶性肿瘤也有一些共同的特性，在肿瘤蛋白组学中显示各种恶性肿瘤共有的 8 种常见蛋白包括 RhoGDI、Vimentin、ATP synthase、Cathepsin D precursor、Enolase1、Peroxiredoxin1、Annexin4、HSP27。虽然这些蛋白或多或少参与了免疫反应，如 HSP 是一种分子伴侣，可协同抗原呈递，但可惜的是，他们本身几乎无免疫原性。文献报道的胶质瘤相关抗原众多，如 IL-13 受体 α_2 链、

EphA2、gp100、gp240、tenascin、T 淋巴细胞识别的鳞状细胞癌抗原 Sart、WDR 等，但胶质瘤异质性导致了上述抗原的代表性不强。下面我们举例说明脑肿瘤相关的一些抗原。

EGFRv Ⅲ：*EGFR* 基因在 40% 原发性 GBM 中有扩增和过表达，尤其在"经典型"分子亚型中，其中约一半同时伴有 *EGFR* 突变，Ⅲ型 *EGFR* 突变最常见。EGFRv Ⅲ可自发激活 MAPK 和 PI3K 信号通路，促进肿瘤细胞增殖侵袭、血管生成及放化疗抵抗的产生。目前已有学者开发出了针对 EGFRv Ⅲ的多肽疫苗（CDX-110），有Ⅱ期临床试验报道针对 EGFRv Ⅲ的多肽抗原与钥孔血蓝蛋白（keyhole limpet hemocyanin，KLH，一种佐剂）共轭疫苗可改善 GBM 的 PFS，但大部分肿瘤复发后 EGFRv Ⅲ消失了，说明该疫苗有一定疗效，但仍存在着免疫逃逸机制，还需要进一步探索。肿瘤 - 睾丸抗原家族（cancer-testis antigen，CTA）：如前述，Boon 等发现了第一个 CTA（MAGE-1）后，截至目前已发现了 96 个 CTA，分别有 15 个基因家族的 31 种基因编码。CTA 是一类具有特异性表达模式的肿瘤相关抗原，具有一些共同的特点：①具有共同的表达模式，即在正常组织中仅限于睾丸的生殖细胞、卵子和胎盘的滋养层细胞中表达，而在各种肿瘤组织中有不同频率的表达；②大多数 CT 抗原位于 X 染色体上，包括 MAGE、GAGE、NY-ESO-1 等，只有少许定位在其他染色体如 SCP-1 等；③通常以多个家族成员的形式存在；④在各种不同来源的肿瘤组织中，CT 抗原表达常具有异质性。

由此可见，CTA 具有很好的肿瘤相关抗原的特点，目前科学家们已找到多条以 CTA 为基础的肿瘤免疫治疗途径，但 CTA 在脑肿瘤的表达谱各家报道不一。MAGE-1 在胶质瘤中表达，有学者用 MAGE-1 作为标记来评价抗胶质瘤免疫应答。MAGE-2 在髓母细胞瘤和室管膜瘤中有较高表达，SSX-4 在少突神经胶质瘤中表达。NY-ESO-1 是目前发现免疫原性最强的抗原，但不同报道对其在胶质瘤中的表达情况差异较大。*IDH* 突变在正常脑组织不表达，仅在肿瘤中表达，也被认为是很好的免疫治疗靶点，目前 *IDH* 突变抑制剂和针对 *IDH* 突变的疫苗临床试验都在进行中。

随着新技术的发展，我们在胶质瘤抗原探索的道路上肯定会不断拓展。但目前，针对胶质瘤特异性抗原的研究还尚无突破性的发现。Kalinina J 等回顾了 58 项胶质瘤蛋白质组学研究，结果发现不同的研究单位得出的结果均不相同，没有一个共同的基因或蛋白能作为胶质瘤特异性的生物学标记。因此，寻找胶质瘤抗原仍然任重而道远。而肿瘤异质性让这个问题变得更加复杂。肿瘤特异性抗原的缺乏是恶性肿瘤免疫治疗的一个瓶颈，肿瘤抗原在抗肿瘤免疫中起到了举足轻重的作用，肿瘤抗原的寻找和鉴定不仅有助于阐明肿瘤免疫的分子机制，而且也是建立新的肿瘤免疫学诊断和防治方法的基础。

肿瘤在恶变过程中产生的抗原蛋白在细胞内被降解后，某些短肽可与 MHC Ⅰ 类分子在内质网中结合，共表达于细胞表面，这个过程即抗原加工和呈递。这样肿瘤细胞就可以被各种效应淋巴细胞识别，诱导杀伤肿瘤，即后续的淋巴细胞活化和效应阶段。效应细胞包括 T 细胞、NK 细胞、NKT 细胞、MΦ 细胞、B 细胞等。T 细胞在抗肿瘤免疫中比较重要，目前 T 细胞活化机制研究相对透彻，T 细胞的充分活化至少需要两个信号：第一信号由 T 细胞表面的抗原特异性受体（T cell receptor，TCR）和 APC 或肿瘤细胞表面的 MHC- 抗原肽复合物结合所提供；第二信号则由 APC 细胞上的共刺激分子（costimulatory molecules）CD80/CD86 与 T 细胞表面相应受体 CD28（正性调节）、CTLA-4（负性调节）结合产生。之后学者又发现了另外两条途径与 T 细胞增生活化相关：B7H2 与 ICOS 结合产生正性共刺激信号；B7-H1 与 PD-1 结合激发负性共刺激信号。针对抗原呈递过程中的某些位点，如 CTLA-4、B7H1 等同样可以达到抗肿瘤免疫的效果。

53. 常用的胶质瘤免疫治疗方法

肿瘤疫苗主要通过疫苗刺激机体对肿瘤的免疫应答达到治疗肿瘤的目的。20 世纪 80 年代，现代分子技术的应用再次推动了新一代疫苗的研制，肿瘤疫苗也同样迎来了春天。抗体技术也从最初的免疫动物发展到了第三代基因工程抗体，各种细胞因子也层出不穷，虽然过继免疫治疗发展时间不长，但这些年来也一直推陈出新。学者们在研究时往往取长补短，将各种方法结合在一起，因此目前的抗肿瘤免疫治疗方法可谓让人目不暇接。本部分内容重点讲述目前认为比较重要的几种抗脑肿瘤免疫治疗，包括单克隆抗体靶向治疗、多肽疫苗、DC 疫苗、过继免疫治疗、细胞因子治疗等。这些生物免疫治疗对术后清除微小转移灶和隐匿灶、预防肿瘤的转移和复发有较好的效果，总体不良反应也较小，是术后理想的辅助治疗。

（1）单克隆抗体靶向治疗：1975 年 Kohler 和 Milstein 将免疫后的小鼠脾细胞与骨髓瘤细胞融合，建立了 B 细胞杂交瘤细胞株，获得了单克隆抗体。杂交瘤技术大大推动了抗肿瘤抗体的发展，但该技术生成的抗体同样存在着一些问题，应用于诊断相对容易，用于治疗还比较困难。20 世纪 80 年代开始的基因工程抗体及后续的体外大容量细胞培养技术、计算机控制生产等的进步，特别是 21 世纪初人类基因组计划的突破，让我们从分子水平上了解并能操纵 DNA，与之相应地发展并衍生出了一系列现代生物技术：基因组学技术、蛋白质组学技术、生物信息学技术和生物芯片技术等，进一步促进了单克隆抗体的不断改进。单克隆抗体是最常选用的靶向分子，新一代的小分子靶向药物分子量小、特异性强，更容易进入靶区与肿瘤细胞结合发挥作用，尽管其发挥的作用可能并不完全是免疫学效应，但其利用了免疫学方法来制备抗体，因此本部分内容将小分子靶向药物一并叙述。除此之外，计算机虚拟筛选、组合化学、高通量筛选都加速了分子靶向药物的研究进程。1997 年，美国 FDA 批准 Rituximab 用于治疗白血病揭开了肿瘤分子靶向治疗的序幕，美国 FDA 现已批准用于临床的肿瘤分子靶向制剂有 10 余种，取得了很好的社会效益与经济效益。

　　早在 20 世纪 60 年代，Mahaley 就尝试用单克隆抗体治疗脑肿瘤，近来学者们又将单克隆抗体和杀伤因子如同位素、化疗药等结合，希望能靶向治疗肿瘤，但效果都不甚理想。单克隆抗体可以针对肿瘤 TAA，也可针对非 TAA，其抗肿瘤作用一般分为直接作用和间接作用。直接作用包括抗体依赖的细胞介导的细胞毒性作用（antibody dependent cell-mediated cytotoxicity，ADCC）、补体介导的细胞毒作用（complement-dependent cytotoxicity，CDC）、McAb 主动免疫等，针对 TAA 者多以直接作用为主。间接作用则通过结合同位素、化疗药物、毒素等，抵达肿瘤局部发挥抗肿瘤作用。小分子靶向药物多归于化疗药物，但由于其与免疫存在着千丝万缕的联系，因此很难具体分类。一般小分子靶向药物选取单克隆抗体分子，多针对信号通路，可分为受体酪氨酸激酶和非受体酪氨酸激酶，还可以分为单靶点抑制剂和多靶点抑制剂。下面我们选取了几个抗恶性脑肿瘤的经典靶向药物来阐述。

　　CTLA-4 抗体（Ipilimumab）：CTLA-4 抗体已于 2011 年被美国 FDA 批准用于治疗晚期黑色素瘤。CLA-4 可负性调节抗肿瘤免疫，而该抗体可阻断负性调节，让 T 细胞更容易地消灭肿瘤细胞。PD1 与 CTLA-4 结构相似，但功能不同。CTLA-4 激活初期 T 细胞，而 PD1 则抑制活化 T 细胞，此外，PD1 配体 PDL1 与 PDL2 主要表达于肿瘤微环境中。肿瘤细胞诱导抑制性受体 PDL1 与 PDL2 以应对免疫攻击，这一机制被定义为适应性耐药，而抗 PD1 单抗理论上可以解决该难题。但这两类免疫治疗新产品尚未应用于胶质瘤。很多其他抗体在动物实验中的表现让人瞩目，但具体效果还需要进一步的人体临床试验验证。

抗 EGFR 单抗：如前述，EGF/EGFR 在肿瘤包括恶性胶质瘤生长过程中起到重要作用，针对 EGFR 单抗一直是学者们研究的热点。曲妥珠单抗 [Trastuzumab，商品名赫赛汀（Herceptin）] 对于 HER2 受体过表达的乳腺癌，西妥昔单抗 [Cetuximab，商品名爱必妥（Erbitux）] 对于 HER-1 阳性的转移性大肠癌，吉非替尼 [Gefitinib，商品名易瑞沙（Iressa）] 和厄洛替尼 [Erlotinib，商品名特罗凯（Tarceva）] 对存在相应突变的晚期非小细胞性肺癌（Non-small Cell Lung Cancer，NSCLC）尤其是女性和未吸烟者，均能明显提高肿瘤完全缓解率，这些燃起了人们对靶向药物治疗肿瘤的热情。EGFR 在大部分胶质瘤中同样高表达，因此采用抗 EGFR 单抗也成了不二之选。尽管小分子 EGFR 酪氨酸激酶抑制剂对乳腺癌、大肠癌、肺癌等有效，但遗憾的是它们并不能改善恶性胶质瘤患者的 PFS，HER2 抑制剂拉帕替尼（lapatanib）和西妥昔单抗同样对恶性脑肿瘤无效。其他如尼妥珠单抗（Nimotuzumab，商品名泰欣生）等人源化抗 EGFR 单抗针对脑肿瘤的治疗正在临床试验中。

抑制血管生成靶向药物：肿瘤血管生成与 VEGF 密切相关，VEGF 与受体 VEGFR 结合后激活经典 MAPK 和 PI3K 信号通路，促进血管生成。此外肿瘤血管生成还与血管生成素

（Angiopoietin）、缺氧诱导因子（HIF）、DLL4/Notch 等信号通路密切相关。针对上述信号通路以达到抑制肿瘤血管生成目的的靶向药物繁多，但近来最引人瞩目的非抗 VEGF 药物贝伐珠单抗 [Bevacizumab，商品名安维汀（Avastin）] 莫属。Avastin 于 2008 年获美国 FDA 批准用于治疗乳腺癌。同时有研究报道 Avastin 对直肠癌有效，在治疗眼部新生血管及渗出性病变中疗效显著，对恶性胶质瘤放疗后坏死、水肿也有一定的作用。但 2010 年 7 月，美国 FDA 重新评估后发现 Avastin 不能延长乳腺癌患者的生存期，进而撤销了相关批文。针对恶性胶质瘤的 Ⅰ 期临床试验结果表明 Avastin 能延长 PFS，Avastin 和新一代 S 期细胞周期特异性化疗药物伊立替康（Irinotecan）联用能明显改善恶性胶质瘤患者的 PFS 和 OS，但具体效果还需要进一步临床试验。众所周知，肝细胞生长因子（hepatocyte growth factor，HGF）的促肿瘤增生作用依赖于 MET 磷酸化过程。Lu 等研究发现 VEGF 通过调控 MET/VEGFR2 复合物形成从而降低 MET 活化，因此，抗 VEGF 治疗会减弱 VEGF 对 HGF 信号通路的抑制，进而增强胶质瘤细胞的增生、转移能力。也有学者将贝伐珠单抗与索拉菲尼等联合应用，但对恶性胶质瘤的 OS 改善并不明显。抗血管生成靶向药物可能还需要进一步与化疗联合，或与其他信号通路抑制剂联合使用。

STAT3：STAT-3 是一种转录因子，参与了肿瘤增生、抗凋亡、血管生成及免疫逃逸等过程。生理条件下，STAT-3 的激活依赖于配体受体相互作用，主要受生长因子受体酪氨酸激酶、细胞因子、G 蛋白受体控制。恶性脑肿瘤中的 EGFR、EGFRvⅢ和 IL-6 活化后产生 Jak2，然后通过磷酸化相应酪氨酸激酶来激活 STAT-3。此外，STAT-3 还能通过阻止 DC 成熟、抑制巨噬细胞活化等发挥免疫抑制作用。小鼠模型中仅去除造血细胞中的 STAT-3 就能使效应 T 细胞、NK 细胞、DC 活性增强，诱导抗肿瘤作用。STAT-3 小分子抑制剂同样可使中枢神经系统中小胶质细胞的共刺激分子如 CD80、CD86 上调，诱导 T 细胞的活化和增生。上述结果表明，抑制 STAT-3 是一种有效调节全身和局部肿瘤免疫微环境的方法。WP1066 是一种 STAT-3 的小分子抑制剂，STAT-3 抑制剂有多种免疫调节功能，是未来用于免疫治疗的新兴药物之一。

其他：PI3K/AKT/mTOR 信号转导通路是 EGFR 下游靶通路之一，以 mTOR 为靶点的小分子抑制剂包括西罗莫司及其衍生物等，对恶性脑肿瘤的治疗效果似乎不尽如人意。Ras 是信号通路中的一个"明星"，抑制 Ras 蛋白的法尼基化修饰可阻断信号通路，替吡法尼（Tipifarnib）和洛那法尼（Lonafarnib）均是法尼基转移酶抑制剂，疗效如何还有待进一步临床观察。沙利度胺（Thalidomide）作为 bFGF 和 VEGF 信号通路抑制剂，也显示了温和的抗恶性胶质瘤的作用。此外，针对肿瘤侵袭的环加氧酶 -2 抑制剂和基质金属蛋白酶（matrixmetalloprotein，MMP）抑制剂的抗脑肿瘤作用目前正在临床试验中。由于信号通路是个复杂的网络，存在交叉和代偿，目前观点认为针对单一的信号通路很难起到抑制肿瘤的作用，多通路靶向药物的联合应用可能成为未来治疗恶性脑肿瘤的发展方向。

（2）多肽疫苗：胶质瘤侵袭生长的特性使当前很多治疗手段无计可施，这使得新型治疗手段的开发迫在眉睫。我们知道，虽然血脑屏障将中枢神经系统分隔开来，但是很多免疫系统的规律在大脑中也同样存在。这使利用免疫系统对抗肿瘤成为可能。利用抗原肽可直接刺激机体免疫系统，或者利用抗原肽制备多肽/蛋白疫苗、核酸（DNA）疫苗、肿瘤细胞疫苗、DC 疫苗、基因工程重组疫苗、混合性疫苗等。同时还可以采用 MHC 抗原－多肽复合疫苗、HSP- 肽复合疫苗、多肽疫苗与佐剂联合等。前述的 EGFRv Ⅲ 的多肽疫苗是目前比较成功的案例，已进入 Ⅲ 期临床，疗效正在进一步观察中。此外，还有学者将多种 TAA 抗原肽联合，既保留了免疫原性，又弥补了单个抗原表达弱的缺点。Okada 等将 EphA2、IL-13Rα2、YKL-40 和 gp100 等 4 种抗原混合后制备 DC 疫苗来治疗复发胶质瘤。Terasaki 等从 14 种抗原肽，包括 EGFR、EZH2、MRP3、Lck、SART 中利用抗体滴定恶性胶质瘤患者血清的方法，筛选出排名前 4 位的抗原，将这 4 种抗原肽混合制备疫苗，达到个性化治疗。

一些肿瘤疫苗以肿瘤特异性表达的多肽抗原为靶向，而大多数肿瘤疫苗则针对肿瘤相关性抗原。近来研究较多的肿瘤特异性抗原靶向性疫苗包括 EGFRv Ⅲ 疫苗和 IDH1 突变疫苗。

EGFRvⅢ突变蛋白是由 EGFR 蛋白基因外显子拼接所翻译合成的肿瘤特异性表达产物。而 EGFRvⅢ靶向性肿瘤疫苗目前正处于首诊和复发性 GBM 的Ⅲ期临床试验中。其劣势在于，EGFRvⅢ突变型仅占 GBM 的 20% 左右，该疫苗无法应用于大多数的胶质瘤患者。IDH1 疫苗基于 LGG 和复发性 GBM 中的 IDH1 蛋白突变，以 IDH1 突变蛋白为靶点的疫苗同样也存在受众的局限性。

（3）DC 疫苗：DCs 是迄今发现的体内最强的抗原递呈细胞，也是最常用的免疫治疗载体。DCs 来源于外周血或骨髓的单核细胞，经 GM-CSF、IL-4 诱导为 DCs，也有学者在 DCs 培养过程中添加 TNF-α 和 IL-1β、IFN-α、多聚肌胞注射液等诱导出更有效的 DC。我们系统回顾了目前肿瘤 DC 疫苗的临床试验，结果发现 DC 疫苗治疗胶质瘤安全、可行，而且大部分试验都观察到了患者 PFS 或 OS 的延长。如 Yu 等报道了用酸洗脱抗原治疗恶性胶质瘤的Ⅰ期临床试验，免疫治疗组平均生存期为 133 周，而对照组只有 30 周，且接受再次手术的患者肿瘤中出现了记忆性 T 细胞和 CD8+T 细胞浸润。在已发表的临床试验中，随访时间最长的报道来自长庚纪念医院，他们用 DC 疫苗治疗 17 例复发及新诊断的恶性胶质瘤患者，之后通过 6 年随访，发现该组患者的中位 OS 为 520 天，高于同期对照组的 380 天，5 年生存率由同期对照组的 0 提高到了 18.8%。

由于特异性抗原缺乏，目前临床上应用较多的是胶质瘤混合抗原，制备方法多样：①简单地可使用胶质瘤组织匀浆法，该法简便，但容易发生自身免疫反应；②进一步反复冻融、超声裂解、X 线辐照、酸洗脱等；③除了肿瘤细胞裂解物之外，还可以将肿瘤细胞与 DC 融合，或借助肿瘤细胞总 RNA 等来制备 DC 瘤苗。Prahlad P 等研究发现在胶质瘤的裂解物、RNA、凋亡细胞之中，凋亡细胞负载 DC 激发杀伤性 T 细胞和非特异性 NK 细胞的免疫应答效果最佳。我们医院神经外科自 2007 年开始，尝试从胶质瘤肿瘤干细胞样细胞（tumor stem cells，TSCs）中提取混合抗原，简称为"干细胞样抗原"，经研究证实较传统的混合抗原具有更强的免疫原性。与传统有血清培养不同，采用无血清干细胞培养法培养出胶质瘤干细胞球，进而制备混合抗原，在体外实验发现干细胞样抗原介导的效应 T 细胞对胶质瘤细胞的杀伤率明显优于传统方法。动物实验和 I 期临床试验均证实了以干细胞样抗原为基础的抗胶质瘤免疫治疗效果理想。进一步用 X 线辐照、CD133 分选等方法提取、制备干细胞样抗原，效果更好。随着肿瘤干细胞理论和研究的发展，干细胞样抗原有望为胶质瘤的免疫治疗打破僵局。

DC 疫苗相对来说安全性较高，但从总体上来看，肿瘤 DC 疫苗诱导的临床反应仍有限，这受制于 DC 成熟度、后续淋巴细胞诱导程度、外源性负载的抗原表位较少等因素。针对上述限制，可采用基因修饰的表达肿瘤抗原和增强免疫反应的免疫刺激分子、细胞因子或趋化因子，以及下调免疫负性调控分子等方法来改善肿瘤 DC 疫苗的效力。临床试验多采用皮下注射或肌内注射 DC 疫苗，也有学者采用 B 超引导下的淋巴结内给药，另有研究者通过连接肿瘤腔或脑室的 Ommaya 储液囊注射 DC 疫苗，但现有证据并不能说明注射部位的不同会对 DC 疫苗的疗效产生显著影响，且瘤腔注射带来不良反应如脑水肿等的可能性更大。关于疫苗疗程目前尚无统一标准，一般认为 DCs 数量过低或接种次数太少都可能限制胶质瘤患者的免疫治疗效果。Prins 等对 DC 疫苗治疗的胶质瘤进行了基因表达的检测，结果发现间质型的 GBM 对免疫治疗更敏感、患者生存期延长更明显。

（4）过继免疫治疗：过继免疫疗法（adoptiveimmun-otherapy）是用对肿瘤有免疫力的自体或供者淋巴细胞，在体外活化、增生后转输给肿瘤患者，提高抗肿瘤能力，达到治疗和预防复发的目的。过继免疫治疗是肿瘤生物治疗研究中最为活跃的领域之一。20 世纪 60 年代学者研究发现细胞免疫参与了组织器官移植的排斥反应，启发了人们将过继免疫治疗应用于抗肿瘤研究。1985 年，Rosenberg 等发现肿瘤患者自体免疫细胞能在体外经大剂量 IL-2 扩增，称之为淋巴因子激活的杀伤细胞（lymphokineactivatedkillercells，LAK），具有抗肿瘤作用。1986 年，该学者又报道了用 IL-2 扩增肿瘤浸润淋巴细胞（tumorinfiltratinglympbocytes，TIL）来治疗肿瘤。这些发现掀起了过继性免疫治疗研究的热潮。1991 年，斯坦福大学 Schmidt 等发现了细胞因子诱导的杀伤细胞（cytokine-induced killers，CIK）。 2002 年，美国 NCI 研究人员发现 CD4$^+$T 细胞而非 CD8$^+$T 细胞是引发有效抗肿瘤免疫应答的关键，它向执行杀伤任务的"士兵"CD8$^+$T 细胞下达攻击命令。2008 年，美国 M D Anderson 中心的研究人员用静脉注射扩增的负载 NY-ESO-1 抗原的 CD4$^+$T 细胞成功地治愈了一例晚期黑色素瘤患者。2010 年美国 FDA 批准 Sipuleucel-T 用于治疗晚期前列腺癌，其中 Sipuleucel-T 采用 DC 联合 T 细胞免疫治疗。常用的效应细胞及扩增方法简述如下。

LAK 细胞：用大剂量 IL-2 激活患者自体或供者的单核细胞，LAK 细胞具有广谱 MHC 非限制性抗肿瘤活性，其主要效应细胞表达 CD56、CD16 等。同时其抗肿瘤疗效还与 LAK 细胞回输后的组织器官分布有关，如黑色素瘤、肾细胞癌、恶性淋巴瘤、卵巢癌、结肠癌等疗效较好。20 世纪 80 年代末就有许多学者尝试用 LAK 细胞治疗脑肿瘤，但效果有限，脑水肿等不良反应较大。

TIL 细胞：从手术切除的肿瘤组织中分离出 TIL 细胞，在体外经 IL-2 诱导激活，筛选出 IFN-γ 阳性者克隆后扩增，可得到具有抗肿瘤活性的淋巴细胞。其肿瘤杀伤活性为 MHC 限制性，即为肿瘤特异性杀伤细胞，TIL 表达 CD3$^+$CD8$^+$ 或 CD3$^+$CD4$^+$ 标志。在体外，同样数量 TIL 的抗肿瘤作用比 LAK 细胞增加 100 倍，但在体内抗肿瘤作用增加不明显。目前研究发现 TIL 包含的淋巴细胞种类较多，其中大部分为负性免疫调节细胞如 Treg 等，这也为阳性克隆筛选带来很大的困难。

CD3AK 细胞（anti-CD3McAbactivatedkillercells）：用特定的抗 CD3 单抗激发免疫活性细胞的增生并诱导相关细胞因子的表达和分泌，从而产生具有抗肿瘤作用的杀伤细胞，一般辅以小剂量 IL-2 激活外周血单核细胞，也称之为 CD3 单抗激活杀伤淋巴细胞。CD3AK 细胞富含 $CD3^+CD56^+$ 淋巴细胞，可选择性杀伤肿瘤细胞，增生能力优于 LAK 细胞，对 IL-2 依赖小，同样也有研究尝试将其应用于脑肿瘤研究。

CIK：将外周血或骨髓单核细胞在体外用多种细胞因子如 IL-2、IFN-γ、PHA，并与抗 CD3 单抗共同培养，诱导活化和高效扩增后获得杀伤细胞。CIK 体外实验、动物实验均证实其具有抗胶质瘤活性，Ⅰ期临床试验正在进行中。有学者将 CIK 细胞和同源 DC 细胞共培养后即可获得 DC-CIK 细胞，它既能促进 DC 细胞成熟，更能促进 CIK 的增生，并加强其抗肿瘤活性。

EALL 细胞（expandingactivatedautologouslymphocytes）：它是一种新的抗肿瘤细胞免疫疗法，以扩增杀伤性淋巴细胞为主，其中主要成分为 $CD8^+T$ 细胞和 NK 细胞。$CD8^+T$ 细胞，即 CTL 可特异性杀伤肿瘤细胞；而 NK 细胞对 HLA 表达下调的肿瘤细胞有杀伤作用。同时生物工程技术还可以调变肿瘤细胞，如导入正性免疫共刺激分子 B7.1、B7.2 等，再与效应淋巴细胞共培养，诱导高活性的 CTL，或用特异性多肽抗原体外诱导 CTL 克隆。CTL 细胞抗肿瘤活性高、特异性强，但是在体内存活时间较短。EAAL 治疗效果还与回输次数、病情，以及个体差异等因素有关。

LAK 细胞及 IL-2：LAK 细胞及 IL-2 瘤腔内注射治疗胶质瘤，初步观察有效，但是 LAK 细胞对胶质瘤的特异性不高。TIL 特异性较高，实验证实 TIL 比 LAK 细胞对瘤床具有更高的亲嗜性，但是 TIL 体内抗肿瘤作用远不及其体外抗瘤活性。无论何种方法制备的效应细胞，过继回输后都会面临一些问题：预处理和辅助用药带来的不良反应；效应细胞在体内存留时间短，免疫反应呈一过性；肿瘤微环境的免疫抑制作用等导致了临床疗效有限，限制了过继免疫治疗的推广。但是过继免疫治疗是近年来发展较快的方法之一，联合治疗和新技术可能会进一步推动过继免疫治疗。

CAR-T 疗法：CAR-T 疗法是新兴的热门 T 细胞免疫治疗方法。该疗法通过基因工程编排重组肿瘤相关抗原的抗体片段和 T 细胞的活化基序，再以病毒为载体感染外周血中 T 淋巴细胞，同时扩增，回输至患者，达到选择性杀伤肿瘤细胞、发挥抗肿瘤的目的。这种方法获得的肿瘤特异性 T 细胞称为嵌合抗原受体 T 细胞（chimericantigenreceptorTcells，CAR-T）。目前 CAR-T 已经发展至第二代、第三代，即在嵌合抗原的同时还能载入共刺激分子、增强免疫应答。该方法已在其他部分恶性肿瘤中证实有一定的疗效，在胶质瘤治疗方面目前尚处于起步阶段，但却具有广泛的发展前景。然而，随着该疗法临床试验的增多，其安全性也越来越受到重视，如存在插入突变和细胞因子释放综合征等不良事件的发生，此外还存在着脱靶效应等问题。基于这些考虑，如何最大程度发挥该疗法的优势、最大限度地降低潜在风险、避免"细胞因子风暴"等，是 CAR-T 疗法目前亟待解决的问题。

（5）细胞因子疗法：细胞因子能调节免疫，美国 FDA 已批准 IL-2、IFN-α、TNF-α、GM-CSF 等进入临床应用。目前抗肿瘤细胞因子包括白介素家族、TNF 家族等，下面简单介绍几种常用的抗肿瘤细胞因子。

IL-2：1976 年，Morgan 等发现小鼠脾细胞培养上清液中有一种能够促进和维持 T 细胞在体外生长的因子，即 IL-2。如前述，1985 年，Rosenberg 发现 IL-2 在体外能诱导广谱抗肿瘤作用的 LAK 细胞增生，并将 IL-2 和 LAK 细胞联合应用治疗晚期肿瘤患者，取得了一定疗效，自此激发了人们对于 IL-2 生物学功能及其临床应用研究的浓厚兴趣。随后的研究发现 IL-2 作用广泛，除了增强 T 细胞介导的免疫应答外，还能增强 NK 细胞的免疫应答，同时影响 B 细胞。IL-2 本身并不能直接杀灭肿瘤细胞，其抗肿瘤的作用机制在于刺激、活化其效应细胞，间接发挥抗肿瘤作用。IL-2 可引起 T 淋巴细胞及大颗粒淋巴细胞的增生并产生肿瘤溶解活性，产生 IFN-γ、TNF-α 及 IL-2 受体 α。IL-2 治疗最敏感的肿瘤是黑色素瘤及肾细胞癌，对 IL-2 治疗有反应的肿瘤还有乳腺癌、卵巢癌、结肠癌、小细胞肺癌、淋巴瘤、急性髓性白血病等，但缓解期一般不持久，IL-2 局部用药对脑肿瘤有一定疗效。IL-2 与 NK 细胞、LAK 细胞、TIL 细胞等联合使用治疗胶质瘤时，通常将 IL-2 直接注入瘤腔，同时回输活化的淋巴细胞。有动物实验将 IL-4 和 IL-2 导入瘤内，可见肿瘤生长明显受抑，荷瘤鼠生存期延长，注射部位有小胶质细胞、NK 细胞浸润。也有学者用自体肿瘤细胞混合 IL-2 基因修饰的成纤维细胞，分次皮下注射治疗 1 例星形细胞瘤患者，4 周后肿瘤出现明显坏死。IL-2 的不良反应主要有发热和神经毒性，如嗜睡、意识障碍及脑水肿等。

IFN：IFN 是机体内固有的防御性物质，可分为 α、β、γ 3 型，具有广泛的生物学作用。IFN-α、IFN-β 具有较强的抗病毒作用，IFN-γ 是调节免疫系统的主要因子。 IFN 的抗肿瘤能力来自两方面的作用：①通过直接抑制 DNA 合成，延长细胞周期来抑制肿瘤细胞生长；②通过增加 T 细胞的细胞毒性和 NK 细胞的杀伤力，激活巨噬细胞等来抑制肿瘤细胞。IFN 除对肿瘤细胞有直接的细胞毒性作用外，还具有免疫修饰及免疫刺激增强作用，有研究发现 IFN 可提高恶性胶质瘤 MAGE-1 的 mRNA 表达水平，促进 MHC 抗原表位的显露，并能上调 MHC 表达。大量临床试验显示 IFN-α 治疗毛细胞白血病、慢性髓性白血病，IFN-γ 治疗非霍奇金淋巴瘤、黑色素瘤、肾细胞癌等有一定的疗效。α、β、γ 3 型干扰素均被证实有抑制胶质瘤生长的作用，其中 IFN-α 应用较多，可用于辅助治疗，可全身或局部用药，但是疗效尚有争议。IFN-β 对体外培养的胶质瘤细胞抑制力强于 TNF-α，临床应用于恶性胶质瘤和复发胶质瘤获得了一定的效果，但是这种反应持续时间较短。IFN-γ 同样具有抗肿瘤作用，但 IFN-γ 单独用于治疗恶性肿瘤的临床试验均已宣布失败，多与其他因子或治疗联用。Yu 等通过动物实验利用腺病毒载体将 IFN-γ、TNF-α 共同导入瘤内，发现肿瘤生长明显受抑。

TNF-α 及 TNF-γ：TNF-α 抗胶质瘤作用肯定，对复发胶质瘤疗效明显，放疗时辅助应用可减少射线剂量。该因子有一定的神经毒性，毒性作用与剂量有关，表现为嗜睡、记忆丧失、定向障碍等，停药后可恢复。TNF-γ 治疗胶质瘤效果较差，应用较少。

由于全身应用细胞因子不良反应较大、半衰期短、在肿瘤局部的浓度低、疗效差，因此其单独应用已越来越少，目前各种细胞因子多是基因治疗或基因工程的靶点。很多研究将细胞因子基因经不同载体导入体内，以使其在肿瘤局部小量缓慢释放，从而增加疗效、减少全身不良反应用。有研究将 P53、IL-2、IL-12 等以牛痘病毒为载体联合治疗荷载胶质瘤的小鼠，可使外周血 NK 细胞、Mac-1$^+$ 细胞、NKT 细胞显著增多，肿瘤细胞表达 IFN-γ 和 TNF-α，抑制肿瘤细胞的生长。其他用于肿瘤免疫治疗研究较多的细胞因子尚有 IL-6、IL-4、IL-12、IL-1β、GM-CSF 等。但是由于细胞因子生物学作用的多样性，其与疾病发生、发展的关系相当复杂，加上细胞因子处于一个复杂的细胞因子网络之中，如何在体内充分发挥其治疗作用仍需进一步研究。

（6）其他：免疫佐剂也可以增强免疫应答，目前多用 CpG 寡脱氧核苷酸（TLR-9 激动剂）、咪喹莫特（TLR-7 激动剂），以

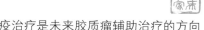

及 poly-I：C（TLR-3 激动剂）等来辅助免疫治疗。2015 年 3 月
Nature 报道了利用 CMV 相关抗原介导的 DC 疫苗在破伤风疫苗
的辅助下，可增加 CCL3 趋化因子来协助 DC 细胞归巢，增强抗
肿瘤免疫效果，并在临床患者中观察到一定的疗效。

54. 胶质瘤免疫逃逸对免疫治疗疗效的影响巨大

肿瘤免疫逃逸是指肿瘤细胞通过多种机制逃避机体免疫系统
的识别和攻击，从而得以在体内生存和增生的现象。一方面机体
可通过天然和获得性免疫抵抗脑肿瘤的发生；另一方面，脑肿瘤
细胞可通过多种机制逃避机体免疫的识别和攻击，脑肿瘤的发生
与否及转归如何都取决于这两方面的总体作用。恶性脑肿瘤能通
过多种机制逃避机体的免疫监视，在体内迅速增生，形成肿瘤，
目前已有许多致力于逆转机体肿瘤免疫逃逸的免疫治疗方案正在
临床试验之中。本部分内容以恶性胶质瘤为例从肿瘤细胞本身的
免疫学特性、宿主免疫系统改变、免疫微环境三方面探讨一下脑
肿瘤免疫逃逸的机制及特点。

（1）胶质瘤细胞免疫逃逸：胶质瘤细胞本身具有独特的免
疫学特点，一方面肿瘤细胞本身免疫原性弱，或者通过抗原调变
"伪装"自己；另一方面能够通过表达各种免疫调节分子，分泌
细胞因子等方法来告诉宿主免疫系统"别碰我"，从而规避机体
对胶质瘤细胞的攻击。

肿瘤细胞来源于自身机体细胞，只有极少部分异常表达的

蛋白质具有免疫原性，这些抗原还经常被某些分子如多糖等所遮盖，难以刺激机体产生足够强度的免疫应答。在肿瘤进展过程中，免疫原性较弱的细胞在生长过程中具有选择性优势，这一过程称为免疫选择，结果使肿瘤细胞免疫原性越来越弱，直接后果就是免疫系统对肿瘤细胞"熟视无睹"。

多数肿瘤细胞表面的主要组织相容性抗原 - Ⅰ （MHC-Ⅰ） 表达降低或缺失，影响 MHC- 抗原肽 -TCR 复合体形成，导致 T 细胞识别困难。有研究对 88 例手术标本利用免疫组织化学法发现胶质瘤 MHC Ⅰ 类分子表达明显下调，并与肿瘤级别相关。胶质瘤也同大多数实体瘤一样低表达 MHC Ⅱ 类分子，同时在胶质瘤中 CD80、CD86 等正性共刺激分子表达降低，B7H1、B7H4 等负性共刺激分子表达增高，从而躲避免疫攻击。胶质瘤细胞表面还表达多种 Toll 样受体，能促进肿瘤细胞增生，抑制凋亡。此外，胶质瘤细胞高表达 FasL （Fas 配体），但 Fas 表达缺失；而活化的淋巴细胞既表达 FasL，亦表达 Fas，因此肿瘤细胞可通过 FasL/Fas 途径介导免疫效应细胞凋亡，从而削弱机体的抗肿瘤免疫应答能力。此外胶质瘤细胞还表达 CD28、ICAM1、IFA3、VCAM1 等黏附分子促进细胞增生，参与免疫逃逸。

胶质瘤细胞可以自分泌或旁分泌各种细胞因子来促进自身细胞增生，同时负性调节宿主免疫，如 TGF-β、PGE2、IL-6、IL-10、CCL2、galectin-3、VEGF 等细胞因子。这一系列负性免疫因子可诱导机体产生抑制性淋巴细胞，如抑制性单核巨噬细胞、天然抑制细胞及抑制性 T 细胞等，同时还可抑制 T 细胞分化，下调 T 细胞黏附及其刺激分子的表达，还能通过下调编码穿孔素和粒酶 B 的基因而抑制 CTL 的产生。TGF-β 作用广泛，可阻断 DC 成熟、抑制 T 细胞活化、引起 Treg 扩增等；PGE2 可下调 MHC Ⅱ 类分子表达并促进 Treg 增生；CCL2 趋化因子可募集 Treg；黏附分子 galectin-3 对 HGG 表达的 β 半乳糖苷类有很强的亲和力，可诱发 T 细胞凋亡。这些免疫因子涉及共同的转录因子 STAT-3，利用小分子抑制剂 WP1066 或 siRNA 阻断 STAT-3 后，T 细胞凋亡明显降低，Treg 也随之减少。

胶质瘤同其他恶性肿瘤一样，在众多的肿瘤细胞中存在着一群特殊的细胞，即 GSCs，它们具有更强的免疫逃逸能力，不仅表达负性免疫调节分子，低表达 MHC Ⅰ 分子和 NK 细胞激活配体，更能耐受 Fas 介导的肿瘤细胞凋亡。TSCs 能"狡猾"地避开机体免疫防线并再次成瘤，如入"无人之境"，让抗肿瘤免疫变得更加困难。

（2）免疫淋巴细胞异常：除了胶质瘤细胞本身的免疫学特性外，宿主免疫系统也出现了各种异常。如前述胶质瘤细胞可产生各种负性调节因子影响免疫系统，"俘虏"正常的淋巴细胞，让其"臣服"并为己用。Roszma 和 Brooks 最早报道了脑肿瘤患者出现淋巴细胞异常，包括 APC 对于脑肿瘤抗原呈递能力减低，T 细胞、NK 细胞激活能力缺陷等。

近来研究较多的是小胶质细胞、Treg 和 MDSC。小胶质细胞在胶质瘤中数量众多，参与了胶质瘤负性免疫微环境的构成，这可能与 *IDO* 基因的表达有关。我们研究发现 B7H4 参与了肿瘤细胞与小胶质瘤细胞的"对话"（cross-talk）。Treg 是一群能抑制免疫功能的负性调控细胞，具有负性调节 CTLs 的活化和功能、减少细胞因子生成等作用。在胶质瘤患者的肿瘤浸润淋巴细胞和外周血单个核细胞中 Treg 含量明显升高，在 HGG 中异常增高。而去除 Treg 能显著增强 $CD4^+$ 和 $CD8^+T$ 细胞的抗肿瘤活性。MDSC 的研究始于 1987 年，恶性胶质瘤患者外周血和肿瘤浸润组织中存在大量具有抑制功能的细胞亚群，$CD11b^+Gr-1^+$ 是其共同的表型。该亚群细胞在不同的细胞因子中可转化为粒细胞、巨噬细胞和 DC 等。MDSC 能够分泌大量 TGF-β、NO 和精氨酸酶等促进 T 细胞凋亡、抑制 T 细胞增生活化，同时还能够促进 Treg 产生、全面下调机体的抗肿瘤免疫。目前已有研究证实 MDSC 在胶质瘤组织中存在，但具体分类及功能作用还有待进一步探索。当然，上述负面影响也不是一成不变的，有研究发现肿瘤患者 T 细胞应答能力下降与 CD3 分子的 z 链表达下降有关，这种障碍可在体外用 CD3 单抗、CD28 单抗或 IL-2 逆转。

（3）肿瘤免疫微环境：除了胶质瘤细胞自身的逃逸能力之外，肿瘤微环境在促进肿瘤生长、浸润，协助胶质瘤细胞免疫逃逸等方面起到了关键作用。肿瘤微环境包括肿瘤细胞、基质细胞、细胞外基质等。基质细胞在胶质瘤中主要有小胶质细胞、成纤维细胞、血管内皮细胞、免疫 / 炎性细胞等。肿瘤微环境是肿瘤细胞生长的"土壤"，虽然该"土壤"低氧、偏酸、高压，但往往含有大量生长因子、趋化因子、蛋白水解酶、负性免疫调节因子等。肿瘤细胞与微环境既相互依存、相互促进，又相互拮抗、相互斗争，并存在着"对话机制"，靶向肿瘤微环境已成为当下研究的一个新热点。

有学者通过动物实验研究发现皮下接种GL261细胞形成的胶质瘤较颅内注射GL261细胞形成的胶质瘤对免疫治疗更敏感、疗效更显著，且颅内形成的胶质瘤TILs中有更多的Treg。而Pellegatta S等发现胶质瘤瘤内注射DC疫苗较皮下注射效果更佳，这提示中枢神经系统免疫本身具有其特殊性，胶质瘤特殊的微环境在其中起到了决定性的作用。有报道指出在胶质瘤所有细胞中有5%～30%是小胶质细胞，小胶质细胞的功能广泛，一般认为其来源于血液单核巨噬系统，具有抗原呈递功能，但其在胶质瘤中的抗原呈递功能缺失，因此小胶质细胞在胶质瘤中的作用还有待进一步探索。基质细胞中成纤维细胞是另一大类，在恶性肿瘤细胞的"浸染"下也具有了一定的恶性生物学行为，其中以"成纤维细胞"为代表，参与了肿瘤免疫逃逸。有研究发现恶性胶质瘤细胞能利用其周围的基质细胞包围肿瘤细胞，从而逃避宿主的抗肿瘤免疫，这些细胞表达成纤维细胞活化蛋白（fibroblast activation protein，FAP）。研究人员利用FAP基因敲除小鼠制作胶质瘤模型，48小时内启动抗肿瘤免疫后杀死了80%～90%的肿瘤细胞，而对照组因为这些基质细胞的保护几乎对肿瘤未产生影响。此外，肿瘤微环境还擅长诱生血管内皮细胞为肿瘤提供营养支持，这同时也方便了负性免疫细胞参与微环境，同时还为肿瘤细胞与淋巴细胞之间的"对话"及肿瘤细胞之间的"对话"提供了便利。UCSF的研究者们发现恶性出现EGFRv Ⅲ突变的胶质瘤细胞能分泌IL-6，使得周围的肿瘤细胞表达EGFRv Ⅲ突变，恶性程度升级。肿瘤干细胞更是利用肿瘤微环境的"个中好手"，这些"种子"通过黏附分子"锚定"至"干细胞龛"，肿瘤TSCs的增生或分化则取决于周围的细胞因子和激活的信号通路。显而易见，肿瘤微环境相当于一个慢性炎症，存在着大量免疫抑制细胞因子、负性免疫调节细胞和抑制性配体受体反应，虽然免疫监视功能丧失，但是有利于肿瘤生长、侵袭，加速肿瘤进展和免疫逃逸。

虽然目前已有多种针对恶性脑肿瘤的免疫治疗方案，并且证实了免疫治疗安全可行，但目前尚缺乏随机对照的临床试验证实其有效性。而脑肿瘤免疫治疗本身同样面临着很多困难，如特异性抗原的缺乏、肿瘤免疫逃逸、免疫治疗不良反应等。虽然动物实验的结果让人惊喜连连，但人体实验往往差强人意。此外免疫系统随着年龄增加而逐渐退化，化疗、放疗对免疫系统的抑制等因素更让免疫治疗大打折扣。胶质瘤在免疫方面属"冷肿瘤"，具有特殊性。尽管如此，我们相信在不久的将来，随着免疫组学的进展，脑肿瘤免疫治疗一定会大放异彩，尤其在恶性脑肿瘤的个体化治疗中更能大展拳脚。

此外，利用免疫学方法来诊断、治疗胶质瘤，或者利用肿瘤浸润淋巴细胞来分型或判断预后，或者利用脑肿瘤的免疫学分子特征来进行分型或指导治疗也是未来的一个主要研究方向。但同时我们要清醒地认识到，肿瘤免疫治疗目前只是一种辅助、补充治疗手段，在临床上需经常规手术切除至少大部分肿瘤后，早期使用生物免疫学方法清除、杀伤少量的残留或扩散的肿瘤细胞，以提高、巩固疗效，减少复发。我们期待免疫学的进步为抗肿瘤免疫治疗带来更多的惊喜。

参考文献

1. JEON H, VIGDOROVICH V, GARRETT-THOMSON S C, et al.Structure and cancer immunotherapy of the B7 family member B7x.Cell Rep, 2014, 9 (3): 1089-1098.

2. TANG C, WANG X W, LI Z Q, et al.A systemic review of clinical trials on dendritic-cells based vaccine against malignant glioma.J Carcinogene Mutagene, 2015, 6 (2): 1-7.

3. Mitchell D A, Batich K A, Gunn M D, et al.Tetanus toxoid and CCL3 improve dendritic cell vaccines in mice and glioblastoma patients.Nature, 2015, 519 (7543): 366-369.

4. Mahoney K M, Rennert P D, Freeman G J.Combination cancer immunotherapy and new immunomodulatory targets.Nat Rev Drug Discov, 2015, 14 (8): 561-584.

5. DAMS J L, SMOTHERS J, SRINIVASAN R, et al.Big opportunities for small

中国医学临床百家

molecules inimmune-oncology.Nat Rev Drug Discov, 2015, 14 (9) : 603-622.

6. SAMPSON J H, HEIMBERGER A B, ARCHER G E, et al.Immunologic escape after prolonged progression-free survival with epidermal growth factor receptor variant Ⅲ peptide vaccination in patients with newly diagnosed glioblastoma.J Clin Oncol, 2010, 28 (31) : 4722-4729.

7. kRAMAN M, BAMBROUGH P J, ARNOLD J N, et al.Suppression of antitumor immunity by stromal cells expressing fibroblast activation protein-alpha. Science, 2010, 330 (6005) : 827-830.

8. KALININA J, PENG J, RITCHIE J C, et al.Proteomics of gliomas: initial biomarker discovery and evolution of technology.Neuro Oncol, 2011, 13 (9) : 926-942.

9. Nelson A L, Dhimolea E, Reichert J M.Development trends for human monoclonal antibody therapeutics.Nat Rev Drug Discov, 2010, 9 (10) : 767-774.

10. Okada H, Kalinski P, Ueda R, et al.Induction of CD8+ T-cell responses against novel glioma-associated antigen peptides and clinical activity by vaccinations with alpha-type 1 polarized dendritic cells and polyinosinic-polycytidylic acid stabilized by lysine and carboxymethylcellulose in patients with recurrent malignant glioma.J Clin Oncol, 2011, 29 (3) : 330-336.

11. ELLEGATTA S, POLIANI P L, STUCCHI E, et al.Intra-tumoral dendritic cells increase efficacy of peripheral vaccination by modulation of glioma microenvironment.Neuro Oncol, 2010, 12 (4) : 377-388.

12. PRINS R M, SOTO H, KONKANKIT V, et al.Gene expression profile

correlates with T-cell infiltration and relative survival in glioblastoma patients vaccinated with dendritic cell immunotherapy.Clin Cancer Res，2011，17（6）：1603-1615.

13. HUA W，YAO Y，CHU Y，et al.The CD133[+] tumor stem-like cell-associated antigen may elicit highly intense immune responses against human malignant glioma.J Neurooncol，2011，105（2）：149-157.

14. 花玮，姚瑜，储以微，等 . 人胶质瘤干细胞样抗原致敏树突状细胞疫苗 I 期临床试验研究 . 中华神经外科杂志，2011，27（1）：90-93.

（花玮　整理）

神经肿瘤多学科团队在脑胶质瘤诊治中的应用

55. MDT 在脑胶质瘤的诊治中必不可少

神经肿瘤多学科团队（multidisciplinary team，MDT）是序贯循证地应用医疗技术进行神经肿瘤个性化、系统化、综合治疗的组织保障。因此，对于复杂的、单一治疗无法解决的脑胶质瘤，临床治疗推荐采用 MDT 模式。MDT 的目标是整合神经肿瘤相关多学科优势，以患者为中心，提供一站式网状医疗服务（allied medical service）。MDT 由医疗相关专科医师和专业人员组成，将分散的知识整合成连贯、循证和个性化的治疗原则。应根据疾病诊治的不同阶段，以关键临床问题为导向，组织 MDT 核心成员，包括：神经外科、神经影像、神经病理、放射肿瘤、肿瘤内科、神经内科、分子病理、血液病、内分泌、神经心理、神经康复、临床护理、生物样本库、病案室、临终关怀等科室人员。神经外科医师是神经肿瘤 MDT 的关键节点，承担手术切除肿瘤、获取生物样本、募集临床试验受试者和生物样本捐献者、指导患者后续治疗，并随访病例至治疗终点等职责。MDT 应设定医疗秘书，在固定时间（如每周一次）组织 MDT，并协调患者管理与转诊。MDT 的主要组织形式有脑肿瘤会议（brain tumor board）和联合门诊（MDT clinic）等。MDT 的 tumor board 针对原发或继发性中枢神经系统肿瘤，通过多学科专家会议讨论，提出适合患者病情的最适当诊疗方案，继而由相关学科单独执行或多学科联合执行该方案。这种方式建立在循证医学基础上，克服了单一专科治疗手段的局限性，是肿瘤治疗的规范性体现，并且能保持肿瘤诊治水平处于同行中的较高层次。MDT 可以促进不同肿瘤专科间的交流，增进不同专业和专科医师间的彼此了解，使大家对肿瘤学知识有一个多角度的全面认识，保障肿瘤治疗方案的科学实施。MDT 基于循证医学（evidence-based medicine）原则实施医疗决策，引导个性化精准医疗（precision medicine）。因此，采用 MDT 模式治疗肿瘤已成为现代医学发展的必然趋势。

　　"MDT"概念最初由美国 M D Anderson 肿瘤中心于 20 世 90 年代提出，多年来，MDT 模式已在很多发达国家及地区得以推广。大部分肿瘤的治疗指南中均推荐 MDT 的协作治疗模式，比如英国癌症诊治指南规定所有确诊肿瘤的患者在接受治疗前必须经过相关 MDT 会诊，英国的相关法律甚至规定，某些恶性肿瘤的治疗，必须采用 MDT 的临床决策。在执行过程中，也逐步建立了相应的 MDT 质量标准，对于各种肿瘤服务的团队组成、临床医师参与 MDT 的时间、MDT 会议的开展频率、MDT 决策的记录等细节均有详细规定，从制度上保证了 MDT 模式的可持续发展。神经肿瘤的 MDT 模式起步晚于其他肿瘤，但近年来也得到了高度重视和推广，在"美国国家综合癌症网络（National Comprehensive Cancer Network，NCCN）（2015.v1）"更新版的《中枢神经系统肿瘤诊治指南》中，MDT 已经成为多数肿瘤治疗模式的首选。国内神经肿瘤的 MDT 起步虽然更晚一些，但近几年来已引起高度关注，国内多家医院都已先后建立了各种形式的神经肿瘤诊治 MDT 模式，取得了显著成效。在中国《中枢神经系统胶质瘤诊断和治疗指南》第 3 版中，也专门介绍了 MDT 在神经肿瘤诊疗过程中的价值。

但国内神经肿瘤 MDT 模式在试行中也遇到了一些困难，如相关科室不愿意提供本科室的患者会诊，习惯于接诊的患者留在本科室治疗，不愿意或不便于会诊后患者转入其他科室；会诊讨论过程不规范，意见的记录、总结不完善；对得到的会诊意见缺乏信任，选择性记录和执行；解决实际问题较少，科室将其视为任务和约束；卫生经济成本核算等因素。究其原因，主要是各专科医师对 MDT 的认识不足，又缺少统一标准可循。因此，目前MDT 还未成为常规的肿瘤治疗方式。

复旦大学附属华山医院于 2011 年 11 月在周良辅院士的倡导和组织下成立了华山脑胶质瘤中心和神经肿瘤 MDT 团队。成员由神经外科医师、神经肿瘤医师、神经影像医师、神经麻醉医师、神经病理医师、放疗科医师、相关内科医师、数字医学研究人员、护理人员和技术人员等组成。运行至今，已讨论病例约 300 例，切实提高了脑肿瘤患者的疗效，取得了良好的社会效益。结合复旦大学附属华山医院近年来神经肿瘤 MDT 运行模式的经验，我们认为有几个关键的问题值得重视：①建立标准化操作流程，如集中上报制度，由专人负责联系，统一汇报格式，对原始资料提出明确要求；统一讨论制度，参与成员均为高级职称专家，讨论有专人记录，最终讨论结果为原则性指导意见；落实就诊制度，确定讨论方案后，一式两份，告知患者寻找哪位医师就诊，落实就诊方案。②重视 MDT 可持续进行的重要因素，比如多学科医师对 MDT 的兴趣，讨论过程中要有平等话语权，以及医院或更高层面的鼓励和支持。③保证 MDT 治疗决策的客观性和科学性，"让数据说话"，引导个体化精准医疗决策的是基于实证的原始数据，而不单纯是经验医学，也不单纯是传统理论体系在医疗实践过程中施加的影响，只有基于循证医学的原则实施医疗决策，才能使医学更科学、更规范、更有效。

　　未来 MDT 的发展有与新型移动医疗模式相结合的趋势，例如邮件群和微信群等数字化平台，这将打破多学科间时间和空间的局限性，但同时也对医疗安全和患者隐私保护等提出了新的要求。不管是传统的肿瘤会议、联合门诊，还是新型的数字化信息交流平台，MDT 讨论决议都应当以一种患者可以理解的方式告知，包括治疗方案、治疗时机、推荐最匹配的专科医师，同时兼顾文化习俗和教育背景等。MDT 还应当在患者知情同意的前提下，收集生物样本和临床信息，记录诊疗决策，随访预后，为医学临床研究提供支撑。MDT 也是医学教育的重要平台，各种疑难病例的多学科讨论，可以启迪年轻医学执业人员，因此，MDT 亦兼顾医学继续教育职能。

总之，我们在过去几年的实践中看到，MDT 模式是神经肿瘤综合、个体化治疗的必然趋势，神经肿瘤 MDT 模式值得在全国推广。但我国神经肿瘤 MDT 模式尚未形成常规，医师对 MDT 的认识还不充分，医院试行中也存在许多问题。广大神经肿瘤工作者应当积极争取国家、地区和医院卫生管理部门的政策支持，需群策群力，借鉴国外先进经验，建立可推荐的组织形式和制度规范，积极推动神经肿瘤 MDT 的发展。

参考文献

1. European Partnership Action against Cancer Consensus Group. Policy statement on multidisciplinary cancer care. Eur J Cancer，2014，50（3）：475-480.

2. NABORS L B，PORTNOW J，AMMIRATI M，et al. Central Nervous System Cancers，Version 1.2015. J Natl Compr Canc Netw，2015，13（10）：1191-202.

3. FENNELL M L，DAS I P，CLAUSER S，et al. The organization of multidisciplinary care teams：modeling internal and external influences on cancer care quality. J Natl Cancer Inst Monogr，2010，2010（40）：72-80.

4. National Institute for Health and Clinical Excellence.Guidance on cancer services：improving outcomes for people with brain and other CNS tumours.UK：NICE，2006.

（吴劲松 整理）

胶质瘤临床试验

56. 临床试验的出现

胶质瘤是最常见的中枢神经系统恶性肿瘤，其年致死人数位居恶性肿瘤前十位。胶质瘤预后极差，致残率高，社会家庭经济负担重。然而经过一个多世纪的研究，在胶质瘤的诊断与治疗上取得了长足的进步。手术已从"挽救患者生命"转变为"保护神经功能"，对胶质瘤的分类也已从传统的组织形态分类发展到分子病理与组织形态相结合，*IDH* 突变、*H3 K27M* 突变、1p/19q 共缺失等分子标志已被写入 2016 版世界卫生组织（World Health Organization，WHO）中枢神经系统肿瘤指南，这些分子标志物的发现对脑胶质瘤的诊断、治疗、预后判断带来了革命性的改变，将胶质瘤带入分子分型时代。随着胶质瘤进入"精准治疗"时代，临床试验在胶质瘤研究中扮演的作用也越来越重要。

医学的发展经历了古代的经验医学阶段（公元前 2000 年至公元 16 世纪），这个阶段人们积累了大量朴素的医药知识和经验，其中很多受到了不同时期和地域宗教和哲学思想的影响，产生了一系列医学典籍，如古巴比伦的"诊断手册"、希伯来的"摩西五经"、埃及的"纸莎草文稿"、印度的"印度药书""外科学"、古罗马的"医学正典"和中国的"黄帝内经""本草纲目"等。

　　随着 16 世纪文艺复兴，掀起医学革命，人们对解剖学、生理学的知识增加，借助技术的发展生命科学步入科学轨道，近代医学崭露头角。临床试验距今已有近 300 年的历史，第一个临床试验产生于 18 世纪的英国：维生素 C 缺乏症（坏血病）是一直是困扰英国海军的主要健康问题。1747 年，海军医师 James Lind 设计了第一个临床对照试验——比较了当时用于治疗坏血病的 6 种方法，得出了柑橘和柠檬治疗坏血病有效的结论。这项研究被视为第一个临床对照试验，论文于 1753 年发表，James Lind 也被认为是临床对照试验历史发展的先驱者之一（图 7）。

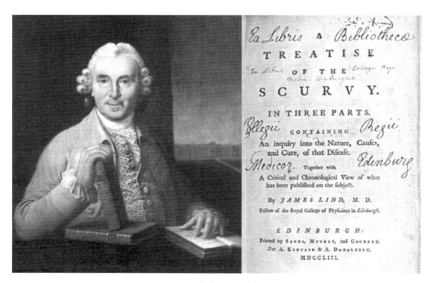

图 7　詹姆斯·林德

目前公认的第一个随机对照试验（链霉素治疗肺结核的随机对照试验）是 1948 年 Geoffrey Marshall 在 *British Medical Journal* 上发表的。该试验覆盖英国多中心，结果证明链霉素治疗肺结核病有效。而后，临床试验在全世界应用愈加广泛，目前已成为新的药物及治疗方法取得临床应用必不可少的过程。

在临床试验的发展过程中，由于一些研究者对受试者滥用或缺乏安全性评估，导致"反应停事件"等一系列灾难性的后果发生。因而，1964 年在芬兰召开的第 18 届世界医学大会正式通过了《赫尔辛基宣言》，宣言声明医生的首要职责是保护受试者的生命和健康。各国也颁布了《药物临床试验质量管理规范》（Good Clinical Practice，GCP），规范临床试验的操作。

57. 临床试验的概念及准则

那么什么是临床试验呢？按照原国家食品药品监督管理局（China Food and Drug Administration，CFDA）颁布的《药物临床试验质量管理规范》中临床试验的定义，临床试验是指任何在人体（患者或健康志愿者）进行药物的系统性研究，以证实或揭示试验药物的作用、不良反应和（或）试验药物的吸收、分布、代谢和排泄，目的是确定试验药物的疗效与安全性。需要注意的是：这里的药物指广义的干预措施，包括临床用药、放射治疗、病毒治疗、不同手术方法等。精心设计、科学操作的临床试验，是提高人类健康、寻找新的治疗药物和方法的最快、最安全的途径。

临床试验一般分为Ⅰ、Ⅱ、Ⅲ、Ⅳ期临床试验和EAP临床试验（表6）。Ⅰ期临床试验包括初步的临床药理学、人体安全性评价试验及药代动力学试验，为制定给药方案提供依据。其目的是确定新药的最大耐受量，获得新药的药代动力学资料。Ⅰ期试验在设计上多为开放、剂量递增。需要特别指出的是，试验开始前必须获得原CFDA药物临床试验批件。此期临床试验一般纳入20～30例受试者，一般为健康受试者，也可为患者。Ⅱ期临床试验为治疗作用初步评价阶段。其目的是初步评价药物对目标适应证患者的治疗作用和安全性。Ⅱ期试验必须设对照组进行盲法随机对照试验，常采用双盲随机平行对照试验。此期临床试验一般纳入不少于100例受试者（患者）。Ⅲ期临床试验为治疗作用确证阶段。其目的是进一步验证药物对目标适应证患者的治疗作用和安全性，评价利益与风险关系，最终为药物注册申请的审查提供充分的依据。Ⅲ期临床试验中对照试验的设计要求在原则上与Ⅱ期盲法随机对照试验相同，但Ⅲ期临床的对照试验可以设盲也可以不设盲进行随机对照开放试验。需要指出的是，一旦新药通过Ⅲ期临床试验，就意味着其正式上市。Ⅲ期临床试验一般纳入不少于300例受试者（患者）。Ⅳ期临床试验为新药上市后由申请人进行的应用研究阶段。其目的是考察在广泛使用条件下的药物的疗效和不良反应、评价在普通或者特殊人群中使用的利益与风险关系，以及改进给药剂量等。其设计多为开放、不设对照组（也可进行小样本随机对照）。按原 CFDA 规定，要求大于 2000 例。EAP 临床试验是指制药企业为了让患有严重疾病且不适合参加对照试验的患者，在特定的条件下，能够得到正处于临床试验阶段的研究新药的治疗，而开展的一类临床试验。患者由于自身健康状况，年龄及其他因素不符合参加这些对照试验的条件，或其他原因不能被入选（如患者居住地距离临床研究中心过远）。这些患有严重疾病的患者有可能从新药的治疗中获益，但却不能参加该药的临床试验。为了使这一类的患者也能受益，美国 FDA 允许这类药物的生产企业向那些患者提供在特定条件下获得新药治疗的机会，称之为"扩展途径"。

表 6 临床试验分期

试验阶段	试验设计	试验目的	纳入例数
Ⅰ期	开放、剂量递增	确定新药的最大耐受量；获得新药的药代动力学资料	一般 20 ～ 30 例
Ⅱ期	随机、双盲、对照试验	在特定的人群中，确定药物的有效性	不少于 100 例
Ⅲ期	随机、双盲、阳性药对照	在较大样本中确定药物的安全性和有效性	不少于 300 例
Ⅳ期	开放、不设对照组	药物的疗效、不良反应	大于 2000 例
EAP 临床试验	无要求	为不适合参加临床试验的患者提供新药治疗	无要求

临床试验虽然有着不可替代的作用，但其设计与进行必须严格遵照一系列我国法律法规与国际标准。国家对于临床试验的设

计、受试者招募、试验进行、实验记录与结果分析等有着极其严格的规定。主要包括：《中华人民共和国药品管理法》《中华人民共和国药品管理法实施条例》《药品注册管理办法》《药物非临床研究质量管理规范》《药物临床试验质量管理规范》《药品研究和申报注册违规处理办法》《药品研究实验记录暂行规定》《药品不良反应报告和监测管理办法》《赫尔辛基宣言》等十几部法律法规。

58. 胶质瘤临床试验的开展和几个重要问题

胶质瘤的药物治疗经历了以烷化剂为主的化疗、靶向治疗、免疫治疗等不同方法的尝试。这些药物在用于临床前，必然需要经过体外试验、动物学模型等临床前阶段的验证和各阶段临床试验的开展。最后真正突破重重筛选、安全性和有效性得到验证，并能应用于临床的药物不足 1%。胶质瘤作为中枢神经系统最常见的恶性肿瘤，也是困扰着所有神经肿瘤医生的难题。由于胶质瘤的异质性大、药物不易突破血脑屏障及其他通路激活导致耐药性产生，使得胶质瘤患者的治疗目前仍不能达到令人满意的效果。

（1）试验设计：胶质瘤的临床试验主要从以下几个方面进行设计：是否随机、有无对照、对照组选择、是否采用盲法。研究胶质瘤药物治疗需考虑：单药、药物联合，还是联合放疗；针对初发胶质瘤或复发胶质瘤；针对不同年龄、部位胶质瘤患者的临床试验；手术治疗方法的临床试验评估。

（2）入选要求：胶质瘤临床试验对受试者的要求：对于初发胶质瘤临床试验，筛选期一般对手术后的时间有一定要求；对于复发胶质瘤临床试验，一般要求影像学上有可测量病灶。对受试者的病理、年龄、病灶特点、体力及功能状态评分（ECOG或KPS等）、血常规生化指标等有一定要求。就复发胶质瘤的临床试验而言，一般要求在临床试验开始用药前有一段时间的洗脱期，从而排除原治疗方法的影响。由于复发胶质瘤患者经常伴随神经功能障碍，因此KPS或ECOG评分往往需要根据研究者的要求适当放宽，否则会造成入组困难。

（3）影像学评估依据[神经肿瘤反应评价（response assessment in neuro-oncology，RANO）、改良RANO]：根据影像学表现（通常为头颅增强MRI），判断胶质瘤受试者在筛选期的病灶大小作为基线，按照方案要求在随访过程中复查MRI评估病灶有无进展（progressive disease，PD）、稳定（stable disease，SD）、部分缓解（partial response，PR）或完全缓解（complete response，CR）。Patrick Wen等提出了RANO标准（表7），根据T_1增强、T_2 FLAIR、新增病灶、皮质激素使用、临床表现作为判断依据，目前是胶质瘤临床试验中应用最为广泛的影像评估方法。还有其他方法针对该标准的不足，做了部分改良。

（4）试验终点选择（endpoint）：传统临床试验一般以患者的OS、PFS及有效率（overall response rate）作为临床试验结束的终点。HGG通常采用OS、PFS作为研究终点，而预后较好的

LGG 可以 PFS 或年生存率来作为终点。

表 7　RANO 标准

项目	完全缓解（CR）	部分缓解（PR）	稳定（SD）	进展（PD）
T_1+ 增强	未见	缩小≥ 50%	变化在 −50% ～ +25%	增加≥ 25%[*]
T_2/FLAIR	稳定或减小	稳定或减小	稳定或减小	增加[*]
新增病灶	未见	未见	未见	可见[*]
皮质激素应用	无须	稳定或减少	稳定或减少	不作为标准
临床表现	稳定或改善	稳定或改善	稳定或改善	恶化[*]
判断标准所需条件	以上全部	以上全部	以上全部	以上任何一项

注：含 * 的项目出现任何一项即判定进展；不作为标准；如无临床恶化，单纯皮质激素用量的增加不能判定进展。

（5）IRB 与临床试验注册：临床试验的开展需要先通过伦理委员会的审核，在 GCP 的要求下严格实施进行。试验开始前要在相关机构注册，如 Clinical Trials 网站（https：//clinicaltrials.gov/）、国内的相应网址等，并定期在该网站上更新试验的状态。

59. 胶质瘤临床试验现状

截至 2018 年 1 月，在 Clinical Trials 数据库中注册的全球在研胶质瘤临床试验共 1934 项，其中美国 1329 项，中国（不包括港澳台）64 项（图 8）。1934 项临床试验中Ⅰ期试验 41.10%，Ⅱ期试验 50.74%，Ⅲ期试验 7.6%，Ⅳ期试验 0.57%。近年来神经外科的随机对照试验 RCT 研究逐渐增多，不仅数量显著增加，神经外科干预的 RCT 研究在设计与报道等几个方面都取得了较大改善。其中不乏一些经典试验。

（1）经典化疗药临床试验：最具有代表性的是 2005 年 Stupp 等组织的Ⅲ期临床试验，其验证了手术后联合替莫唑胺与放疗联用对于胶质母细胞瘤治疗的有效性，将胶质母细胞瘤的中位生存期延长至 14.6 个月，堪称胶质瘤临床研究的里程碑。而在此之上，又有许多新的干预措施加入了标准 Stupp 方案中，胶质瘤临床试验如雨后春笋般开展起来。例如，2015 年 *The Journal of the American Medical Association* 报道：针对 695 例 GBM，TTF 联合替莫唑胺较单独使用替莫唑胺对 GBM 患者的 PFS 和 OS 有显著改善。除了针对 GBM 的临床试验之外，人们对 LGG 的治疗也开展了临床试验，而由于 LGG 的患者生存期较长，试验的跨度和难度也更大，如 PCV 方案（甲基苄肼＋洛莫司汀＋长春新碱）联合放疗的临床试验，从 1998—2002 年入组了 251 例受试者，平均随访 11.9 年，提示联合治疗组对 WHO Ⅱ级胶质瘤能显著延长 OS 和 PFS，而最终结果于 2016 年发表在 *New England Journal of Medicine* 上。

（2）靶向治疗临床试验：临床试验既有成功的典范，也有失败的案例。阿瓦斯汀（Avastin）是 VEGFA 单抗，在晚期结肠癌、肺癌、肾癌中经临床实验证实疗效均较为肯定。因为胶质瘤也是富血供肿瘤，作为抗血管生成的经典靶向药物代表，Avastin 被尝试用于胶质瘤。2011 年，*Journal of Clinical Oncology* 报道：对于 70 例 GBM，贝伐珠单抗（Bevacizumab）加 Stupp 方案相较单用 Stupp 方案，对 GBM 患者的 OS 和 PFS 无显著延长。

（3）免疫治疗临床试验：免疫治疗是近年来的研究热点，各种疫苗多处于 I 期临床试验，其靶点包括 IDH1 mutation、H3.3K27M 等。免疫治疗是否能够进一步提高胶质瘤患者的预后，这仍有待进一步的 II、III 期临床试验验证。最新的治疗胶质瘤的突破发生于病毒转基因领域，借助各种溶瘤病毒，通过对其进行遗传修饰，使其靶向杀灭肿瘤细胞。现在，DNX-2401（遗传修饰腺病毒）、M032（第二代溶瘤性单纯疱疹病毒）等已应用于 I 期临床试验。

此外，一些新颖的治疗方法方兴未艾、蓬勃发展。例如，嵌合抗原受体 T 细胞免疫疗法（chimeric antigen receptors-modified tcells，CAR-T）是目前新兴的热门免疫治疗方法，在黑色素瘤、白血病和神经母细胞瘤中都取得了很好的疗效。在胶质瘤中，目前有很多临床试验正在开展，目前 *The New England Journal of Medicine* 报道的一例令人瞩目：该患者为 50 岁男性，首发肿瘤为右颞叶 GBM，接受了标准的 Stupp 方案，手术后 6 个月复发。接受了靶向 IL13 Rα2 的 CAR-T 治疗。治疗后患者颅内与脊髓内的肿瘤有明显缩小，PFS 维持了 7.5 个月，最终肿瘤多发、远隔部位复发。

（4）其他临床试验：对于传统的放疗，现也有更为先进的手段——质子束疗法（proton beam therapy）。放疗的非特异性是制约其应用的最大障碍。而质子束疗法较 X 射线对肿瘤有更好的特异性。美国罗马林达大学医学中心（Loma Linda University Medical Center，LLUMC）1991 年首先启用了医学专用质子装置，这在质子治疗的历史上是具有跨时代意义的里程碑。医用的质子来源于氢（H_2），氢电离后成为质子（H），经同步或回旋加速器加速到接近光速后用于治疗。质子的特殊剂量分布形式产生 Bragg 峰。如果能够将病变精确地置于峰值位置，质子束单野就能取得很高的治疗增益比，这是质子区别于 X 射线和伽马射线光子用于放射治疗最独特的优点。在胶质瘤中已应用于 II 期试验。目前复旦大学附属华山医院神经外科和上海市质子重离子医院合作，也在进行相关的临床实验研究：多模态影像引导下颅内肿瘤的质子重离子自适应放射治疗，计划招募 42 例。

60. 开展胶质瘤临床试验的困难和展望

（1）存在问题及困难

目前胶质瘤临床试验的开展虽然在数量上明显增加，但是大多以失败告终，真正被证实临床有效果的并不令人满意。每个临床试验都需要研究者和申办方投入大量的时间和资金，但是真正有效用于临床的极少。从 20 世纪 40 年代第一个 RCT 研究至今，过去 70 年临床试验研究方法几乎没有改变，同样的方案套用于绝大部分的试验中，临床试验经费投入极高却效率很低，传统单一的临床试验极大地限制了肿瘤治疗的进展。

这一方面是由于胶质瘤的异质性，单药对于所有胶质瘤患者很难全部起效，虽然选择的药物多是血脑屏障透过性较好的小分子化合物，但仍然会有肿瘤耐药性的产生，一旦再次复发肿瘤进展极快；此外，胶质瘤毕竟不是高发肿瘤，且国外医学中心分散，神经肿瘤患者病例数不易于开展大规模临床试验；国内医学中心起步较晚，规范的临床随访近几年才刚刚开展，病例收集利用率不高；并且即使在发达国家，也只有21%的少部分患者知晓或参与临床试验；另外我国既往还存在新药审批慢，国内仿制药居多、创新药少等突出问题。

（2）适应性临床试验的提出

为了提高临床试验，尤其是肿瘤靶向治疗药物临床试验的效率，为肿瘤患者提供更好的个体化治疗，精准治疗对于某些罕见靶点的治疗入组极为困难，因此有专家提出了适应性临床试验（adaptive trials）的概念，以期用最短的时间解决更多的问题。其特点是试验存在一个母方案（master protocol），即指在一个临床试验中，针对一种或多种疾病或靶点采用一种或多种治疗方案，可解决多个临床问题。适应性临床试验主要包括篮式试验、伞式试验（图8）和平台试验（图9）。

①篮式试验（basket trial）指在不同疾病的受试者中针对同一个靶点进行靶向治疗，如B2225临床试验针对40种肿瘤行伊马替尼靶向治疗。

②伞式试验（umbrella trial）指针对患有同种或特定几种疾病的受试者根据多种靶点实行不同的靶向治疗，如针对晚期实体

肿瘤、淋巴瘤和骨髓瘤的 NCI-MATCH 临床试验。

③平台试验（platform trial）可以看作是伞式试验的衍生和扩展，试验药物都可以根据研究者的决策进入治疗的平台中。在试验进行过程中，研究者可以停止某一组的治疗药物，换以新药物进入该平台；而如果药物证实有效可升级成为该组的标准治疗方案。著名的临床试验有乳腺癌的 I-SPY 2 试验和肺癌的 Lung-MAP 试验。

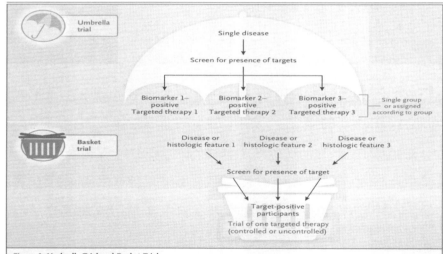

图 8　篮式试验与伞式试验

图片来源：WOODCOCK J，LAVANGE L M.Master protocols to study multiple therapies，multiple diseases，or both.N Engl J Med，2017，377（1）：64.

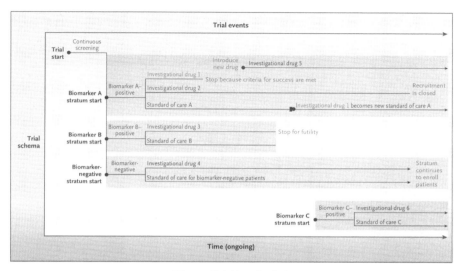

图 9　适应性平台试验

图片来源：WOODCOCK J，LAVANGE L M.Master protocols to study multiple therapies，multiple diseases，or both.N Engl J Med，2017，377（1）：65.

　　该试验方案的优势在于：通过研究不同类型肿瘤受试者或同一受试者不同靶点中的共性特点，分析靶向药物的治疗安全性和有效性，此方法较单一药物传统临床试验能更快捷、经济地筛选更多潜在有效的靶向药物。

　　2015 年 GBM 适应性全球临床试验的提出为胶质瘤研究者提供了新的临床试验模式做参考，作为一种学习型的适应性多中心临床试验，一方面通过多种药物的序贯或联合治疗对不同靶点的受试者进行分组研究，另一方面将受试者的肿瘤标本及测序数据收集为将来的研究做基础，在有限的受试者条件下最大限度地优化资源、提高效率。

此外，近期国家对新药准入制度的调整将进一步加快新药审批，但是还需要提高患者的临床试验知晓率，鼓励患者参与到临床试验中。

参考文献

1. STUPP R，MASON W P，VAN DEN BENT M J，et al.Radiotherapy plus concomitant and adjuvant temozolomide for glioblastoma.N Engl J Med，2005，352（10）：987-996.

2. LAI A，TRAN A，NGHIEMPHU P L，et al.Phase Ⅱ study of bevacizumab plus temozolomide during and after radiation therapy for patients with newly diagnosed glioblastoma multiforme.J Clin Oncol，2011，29（2）：142-148.

3. BUCKNER J C，SHAW E G，PUGH S L，et al.Radiation plus Procarbazine，CCNU，and Vincristine in Low-Grade Glioma.N Engl J Med，2016，374（14）：1344-1355.

4. BROWN C E，ALIZADEH D，STARR R，et al.Regression of Glioblastoma after Chimeric Antigen Receptor T-Cell Therapy.N Engl J Med，2016，375（26）：2561-2569.

5. ELLINGSON B M，WEN P Y，CLOUGHESY T F.Modified Criteria for Radiographic Response Assessment in Glioblastoma Clinical Trials.Neurotherapeutics，2017，14（2）：307-320.

6. WOODCOCK J，LAVANGE L M.Master Protocols to Study Multiple Therapies，Multiple Diseases，or Both.N Engl J Med，2017，377（1）：62-70.

7. BERRY D A.The brave new world of clinical cancer research：adaptive biomarker-driven trials integrating clinical practice with clinical research.Mol Oncol，2015，9（5）：951-959.

8. WEN P Y，MACDONALD D R，REARDON D A，et al.Updated response assessment criteria for high-grade gliomas：response assessment in neuro-oncology working group.J Clin Oncol，2010，28（11）：1963-1972.

9. STUPP R，TAILLIBERT S，KANNER A A，et al.Maintenance Therapy with tumor-treating fields plus temozolomide vs temozolomide alone for glioblastoma：a randomized clinical trial. JAMA，2015，314（23）：2535-2543.

10. LOUIS D N，PERRY A，REIFENBERGER G，et al.The 2016 World Health Organization Classification of Tumors of the Central Nervous System：a summary.Acta Neuropathol，2016，131（6）：803-820.

（张新　花玮　整理）

胶质瘤的物理治疗

　　肿瘤的物理治疗是指采用自然界或者人工的物理能量防治肿瘤的方法，包括电、声、光、水、磁、冷、热、力（运动和压力）、针灸等，在肿瘤防治和康复方面具有悠久的历史。脑肿瘤的物理治疗由于颅骨、血脑屏障等天然阻隔，往往应用受限，但有些方法可以无视物理屏障，具有天然优势，也可以作为辅助或者增敏的方案。

　　目前在脑胶质瘤中应用的常见方法包括：光动力疗法（photodynamic therapy，PDT）、激光间质热疗（laser interstitial thermal therapy，LITT）、聚焦超声声动力疗法等，而最近最成功地当属肿瘤电场治疗（tumor treating fields，TTFields）。本章重点以 TTF 为例介绍胶质瘤的物理治疗。

　　TTFields 是一种全新的治疗方法，作为一种选择性电场，其通过在肿瘤周围生成的低强度中等频率选择性电场中断细胞分裂，进而杀死肿瘤细胞，在 200 kHz 频率的时候会有治疗癌

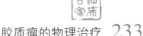

症的效果，研究已证实 TTFields 可延长 GBM 患者的生存期。TTFields 于 2011 年被 FDA 批准用于复发胶质母细胞瘤治疗，并于 2015 年批准用于新诊断胶质母细胞瘤治疗。2017 年版美国中枢神经系统肿瘤指南中指出，电场疗法可应用于 KPS ≥ 60、MGMT 启动子甲基化或非甲基化的胶质母细胞瘤中，年龄 ≤ 70 岁的患者在接受标准同步放化疗后，后续推荐首选替莫唑胺联合电场疗法；年龄 > 70 岁的患者若接受非大分割放疗，即选择标准同步放化疗及替莫唑胺辅助化疗者，亦可联合电场疗法。对复发性胶质母细胞瘤，无论弥漫性、多发性、局部可切除或不可切除，均可考虑电场疗法。

61. TTFields 的工作原理

（1）概述

TTFields 主要通过作用于有丝分裂过程中带电的关键大分子或细胞器来破坏正常的有丝分裂过程，从而破坏细胞，达到抑制肿瘤的目的。此过程中主要涉及两个基本的物理原理：一个是偶极子排列（dipole alignment），另一个是介电电泳（dielectrophoresis）。在均匀交变电场作用下，为了和电力矢量方向保持平行，带电的分子会不断振荡，分子内的正电荷和负电荷相分离，使自身与所暴露的电力矢量方向平行对齐。为了让细胞正常有丝分裂，有丝分裂和胞质分裂的过程中关键大分子和细胞器是高极化的，从而使细胞分裂的各个阶段中的带电结构进行精确的对准排列。因此，它们的随机运动会被外部施加的局部电场所干扰。

在 TTFields 电场作用下，分裂中期细胞质中的微管亚单位的正常随机运动被干扰，从而引起纺锤体的正常微管组装被中断，导致不对称的染色质分离。在正常分裂中，胞裂蛋白 2/6/7 聚合体在后期被募集到纺锤体中线部分，在平行分布的胞裂蛋白纤维间作用下，演化出卵裂沟并逐渐缩小，其分界轴平行于所施加的交变电场的方向；而 TTFields 电场干扰了这一进程通过破坏单个聚合体相互结合的能力来抑制胞裂蛋白形成。在胞裂蛋白失去正常功能的情况下，分裂细胞的收缩不能被限制在细胞赤道中线内，导致后期开始时细胞膜剧烈收缩并出现异常的有丝分裂出口，并最终引发强烈的细胞质起泡和膜破裂。另一方面，微管蛋白有较高电偶极矩（1660 D），由于微管的组装解离的动态过程更快，TTFields 对微管的效用可能更加显著。因此，在 TTFields 作用下，正在分裂的细胞出现不对称染色质分离、有丝分裂抑制或者分裂延迟等现象，继而使染色体不均匀分布到子细胞中，最终引起细胞应激。应激的肿瘤细胞在 TTFields 影响下诱导宿主的免疫应答效应。

因此，TTFields 具有直接和间接的抗肿瘤机制，当宿主的免疫系统同时参与时，TTFields 的抗肿瘤能力达到最强。免疫荧光显微镜下可观察到 TTFields 处理的各种肿瘤细胞的异常结构，包括息肉前期、玫瑰花结、中期染色体排列不良、多中心中期、单轴中期和后期不对称染色体分离等表现。这些细胞现象受交变电场的频率影响，有效范围为 $100 \sim 300$ kHz，最佳频率为 200 kHz。TTFields 最佳频率与细胞大小相关，这可能是间皮瘤细胞系（NCI-H2052 和 MSTO-211H）、肺腺癌细胞（A549 和 H1299）和乳腺癌的最佳频率与 GBM 不同的原因。

（2）影响 TTFields 治疗的因素

TTFields 诱导分裂期肿瘤细胞异常分裂受许多物理因素影响，包括电场的频率和强度。Wenger 等通过细胞内 TTFields 的计算建模评估了 TTFields 的作用，在频率低于 10 kHz 时，施加的电场无法穿透细胞膜。当大部分电场集中在细胞动力沟中时，200 kHz 的电场在分裂末期的中期可诱导最大的电场穿透效应。这可能是由于末期中期的细胞动力学沟（卵裂沟处）为沙漏状，与分裂末期的早期或分裂中期细胞的几何形状不同，其中末期早期最佳频率为 500 kHz、分裂中期为 10 MHz。此外，所应用电场的效果也具有方向性。当分裂细胞的方向与施加的电场平行（夹角为 0°）取向时，可获得到最大场强，当细胞与电场垂直（夹角为 90°）取向时，强度最小。在 0° 和 90° 之间也可看到部分效应，随着细胞从 0° ~ 90° 的取向，场强逐渐减小。此外，TTFields 的抗肿瘤作用存在强度与时间依赖性，场强越强，肿瘤细胞系增生被抑制的效果就越显著。同样，TTFields 作用的时间越长，肿瘤细胞系增生活性被抑制的效果越显著。

在 TTFields 治疗过程中，电场并非均匀分布，这与被处理器官的几何结构，外加能量转换器的距离，以及组织本身的介电性能等因素有关。同时，电场并不会随着电极距离而衰减，也不会有半衰期，因此 TTFields 能够在治疗过程中持续不断作用于患处，这也是 TTFields 治疗的优点之一。

（3）TTFields 参与治疗的其他机制

除了破坏细胞分裂外，TTFields 还能中断 DNA 修复机制。Karana 等通过 TTFields 72 小时处理后的肺癌细胞系的相对基因表达分析显示，BRCA1 途径受到的抑制作用要强于对照组；该现象在 H57 和 H4006 等应答细胞系中比 A549 和 H1299 等非应答细胞系更明显。另外通过流式细胞分析，应答细胞系有更多 DNA 双链断裂点，以及 sub-G1 期的细胞，这说明 TTFields 通过中断 DNA 修复机制产生了更高的细胞凋亡率。此外，TTFields 处理细胞后，观察到与 DNA 复制压力相关的 R-Loop 结构增加，表明 TTFields 的作用可增加细胞内 DNA 的复制压力，从而使得细胞更易被 DNA 损伤剂、PARP 抑制剂等施加细胞杀伤作用，而这种作用机制与 TTFields 抗有丝分裂的作用机制是相互独立且同时发生的。

除此之外，TTFields 可能引发宿主的效应免疫反应，间接抑制肿瘤细胞生长。TTFields 使细胞非正常退出分裂过程，释放出细胞应激信号，如钙网蛋白和高迁移率族蛋白 B1。在临床前期模型中，在体外实验中观测到 TTFields 能够暴露钙网蛋白，而钙网蛋白在介导抗肿瘤免疫反应中起重要作用。HMGB1 是一种源于死亡肿瘤细胞的内源性染色质相关的蛋白，它通过激活 HMGB1 介导的 Toll 样受体 2 信号通路，以及阻断甘草素来破坏肿瘤。Tali Voloshin 等发现 TTFields 联合抗 PD-1 治疗可引起肿瘤微环境的改变，TTFields 处理的细胞可以被骨髓来源的树突状细胞有效吞噬，对照组未表现出类似作用。此外，当研究人员向雄性 C57Bl/6 小鼠的肺部直接注入 Lewis 肺癌细胞系，6 天后在小鼠肺部应用 TTFields，持续 7 天，并在腹腔注射抗 PD-1 药物。观察到 TTFields 与抗 PD-1 药物联合治疗组，肿瘤体积显著减小在接受抗 PD-1 药物的两组中，白细胞（CD45$^+$）、浸润显著增加。

Kirson 等在兔子肾脏注射高转移 VX-2 肿瘤。通过 TTFields 治疗后，他们发现和假性对照组相比，远处肺转移瘤数量明显减少。上述发现说明 TTFields 可能促进了免疫激活，造成免疫原性细胞死亡，并最终消除肿瘤。

62. 初诊 GBM 患者 TTFields -TMZ 联合疗法的疗效

为了明确 TTFields-TMZ 联合疗法的优势，Roger Stuppa 等进行了临床试验，该试验随机选取了 210 例患者采取 TTFields 与 TMZ 联合治疗，105 例患者仅使用 TMZ，平均随访 38 个月后发现联合治疗组中位 PFS 为 7.1 个月（95%CI 5.9 ～ 8.2 个月），而 TMZ 治疗组仅为 4 个月（95%CI 3.3 ～ 5.2 个月），二者比较：HR=0.62（98.7%CI 0.43 ～ 0.89，P=0.001）。联合治疗

组 OS 为 20.5 个月（95%*CI* 16.7 ～ 25.0 个月），而 TMZ 组中仅为 15.6 个月（95%*CI* 13.3 ～ 19.1 个月）。二者比较：*HR*=0.64（99.4%*CI* 0.42 ～ 0.98，*P*=0.004）。

该团队后续的试验结果表明了类似的效果，试验中 466 例患者被随机分配到 TTFields-TMZ 联合疗法组中，229 例患者被随机分配到单纯 TMZ 疗法组中。在 TTFields-TMZ 组中，68%为男性患者，中位年龄为 56 岁，卡氏评分（Kaspersky score，KPS）为 90%。在可进行中央 MGMT 测试的 72%的患者中，54% 患者是非甲基化，36% 为甲基化。大脑中的肿瘤位置也具有可比性。在 TTFields-TMZ 组中有 2.4%的患者在初次手术时使用卡莫司汀片，而单独 TMZ 组中有 2.9%的患者使用卡莫司汀片。在 TTFields-TMZ 组合疗法中患者有更长的中位无进展生存期 6.7 个月，而 TMZ 组则为 4.0 个月（*HR*=0.63，95%*CI* 0.52 ～ 0.67）；6 个月 PFS 分别为 56%（95%*CI* 0.51 ～ 0.61）和 37%（95%*CI* 0.30 ～ 0.44）。TTFields-TMZ 组同时有更长的总生存期 20.9 个月，相较 TMZ 组仅为 16.0 个月（*HR*=0.63，95%*CI* 0.53 ～ 0.76）。入组后 2 年存活的患者百分比在 TTFields-TMZ 组中为 43%，在 TMZ 组中为 29%（*P*=0.006）。

此外，每月依从性大于 90%的患者具有最大生存获益。

关于不良反应：在整个治疗过程中并未出现意料之外的不良反应。两组之间预料中的 3 级或者 4 级毒性状况相似，主要是血液中不良反应、胃肠道紊乱和痉挛。头皮反应只出现在

TTFields 处理组。与单独使用 TMZ 治疗相比，新诊断 GBM 患者在 TTFields-TMZ 组中全身毒性作用没有任何显著增加。唯一值得注意的是，在使用 TTFields-TMZ 治疗的患者中，局部皮肤毒性（在电极片下方的医疗器械部位反应）发生率更高。在接受 TTFields-TMZ 治疗的患者中，有 43% 观察到轻度至中度的皮肤刺激，有 2% 的患者出现了严重的皮肤反应（3 级）。在 TTFields-TMZ 治疗的患者中轻度焦虑、精神错乱、失眠和头痛的发生率更高，且主要发生在治疗开始时。两组的癫痫发作率几乎相同 [TTFields-TMZ 组为 15 例（7%），而 TMZ 组为 8 例（8%）]。因为 TTFields 仅应用于头部，所以既没有看到全身性不良反应的增加，也没有观察到癫痫发作率或神经系统不良反应增加。共有 12 例患者死于与辅助治疗无关的原因 [TTFields-TMZ 组为 8 例（3.9%），而 TMZ 组为 4 例（4.0%）]。

这项研究表明，与单纯 TMZ 疗法相比，加入肿瘤电场治疗可提高初诊 GBM 患者的生存率，在 TMZ 治疗中添加 TTFields 可将意向治疗人群的无进展中位生存期延长。该研究的试验人群和对照组的结果与其他 GBM 临床试验相当。然而，该试验的患者仅在放化疗结束后才被随机分组，并且最重要的是，在分组时即开始第一个维持 TMZ 治疗的周期。因此排除了放化疗期间肿瘤进展较早的患者。大多数 GBM 试验均报告了从初次诊断或入选放化疗开始的研究之日（即该研究随机分组前 3 到 4 个月）以来的生存期。TTFields-TMZ 组的中位无进展生存期和中位总体生存期均增加了 3 个月，处于受益范围内，该范围被认为对肿瘤治疗具有临床意义。

该研究的局限性在于仅在放化疗结束后才招募患者，导致 TMZ 和放疗的标准治疗方式有所不同。而放化疗早期进展的患者无法进行随机分配，因此排除了预后极差的患者。关于 TTFields 治疗试验的类型，对照组的假手术或安慰剂治疗被认为既不可行（患者在接受 TTFields 时将能够感觉到热量），也不适合（由于患者和护理人员的负担，以及需要剃刮头发并放置电极片），因此该试验类似于评估放射治疗的研究。在事后分析中，65 岁以上的患者比 65 岁以下的患者生存期短，但两个年龄组存活率均显著提高。尽管使用 TTFields-TMZ 治疗具有更长的生存期，但是缺乏 MGMT 启动子甲基化的肿瘤患者的生存期明显短于具有 MGMT 启动子甲基化的肿瘤患者。

63. TTFields 用于治疗复发胶质母细胞瘤

（1）早期的小规模临床试验：早在 2007 年，Kirson 等就在一组 10 例的小规模临床试验中使用 TTFields 治疗复发胶质瘤，患者中位 PFS 达到了 26.1 周，6 个月 PFS 为 50%，直至研究结束时仍有 2 位患者无进展；中位 OS（总生存期）达到了 62.2 周，远高于以往的中位 TTP（肿瘤进展时间）的 9.5 周和中位 OS 的 29.3 周，证实了 TTFields 的疗效。研究还证实对于大于 10kHz 的正弦交变场，由于细胞膜的并联电阻器 – 电容器性质，

TTFields 治疗对神经和肌肉的激发明显减少，因此 TTFields 不会诱导心律失常和癫痫发作。

（2）TTFields 与传统化疗比较的疗效：

2006—2009 年，Roger Stuppa 等进行了复发胶母细胞瘤 Ⅲ 期临床试验，入组的 237 例复发胶质瘤患者按 1∶1 的比例被随机分为单纯肿瘤电场治疗组（n=120）和最优化疗组（n=117）。化疗组用药为医生所选择的最优方案。结果显示：电场疗法治疗组与最优化疗组的中位总生存期分别为 6.6 个月和 6.0 个月（HR=0.86，P=0.27），1 年生存率均为 20%，中位 PFS 分别为 2.2 个月和 2.1 个月（HR=0.81，P=0.16），6 个月无进展生存率分别为 21.4% 及 15.1%（P=0.13），影像学有效率分别为 14% 及 9.6%（P=0.19）。生活质量评估显示肿瘤电场治疗所致便秘、恶心和呕吐等症状较化疗明显下降，并有助于提高患者的认知功能。虽然与传统化疗用药相比较，该试验虽未能显示出电场疗法对生存率的改善，但其疗效与传统化疗相当，同时可明显提高生活质量，成为其治疗亮点。

在这之后 Maciej M Mrugala 等通过 PRiDe（the patient registry dataset）分析了来自 91 个美国癌症中心中接受过 TTFields 治疗的 457 例 GBM 复发患者的数据，与之前 Roger Stuppa 于 2006—2009 年进行的 Ⅲ 期临床试验相比，PRiDe 的患者首次复发接受 TTFields 治疗更多（33% vs. 9%），并且之前接受贝伐单抗治疗的比例也更高（55.1% vs. 19%）。研究比较了平均每日依从性（≥75%或<75%每天）和其他预后变量分层的患者的PRiDe中位OS，同时评估了不良反应。PRiDe研究中患者的每日中位依从性为70%（范围为12%～99%），127人（44%）的每日依从性达到每天≥75%，而160人（56%）的每日依从性<75%，每日依从性≥75%的患者的中位OS明显高于每日<75%依从性的患者（13.5个月*vs.*4.0个月；*HR*=0.43，95% *CI* 0.29～0.63，*P*<0.0001）。手术作为一项其他因素并未在患者的OS差异中体现影响（未手术与手术分别为8.9*vs.*9.8，*HR*=1.1，95% *CI* 0.8～1.5，*P*=0.7927）。在临床实践（PRiDe数据集）中，使用TTFields治疗的中位OS明显长于Roger Stuppa于2006—2009年进行的Ⅲ期临床试验EF-11（9.6个月 *vs.*6.6个月；*HR*=0.66，95% *CI* 0.05～0.86，*P*=0.0003），与在其他临床试验中接受过复发性GBM治疗的患者的OS相比更佳。在PRiDe中TTFields治疗患者的1年和2年OS率是EF-11试验的2倍以上（一年：44% *vs.*20%；两年：30% *vs.*9%）。第1次、第2次与第3次及随后的复发，KPS评分和无贝伐单抗使用史是良好的预后因素。KPS≥90的复发性GBM患者的中位OS与KPS为70～80的患者相比，中位OS为14.8个月 *vs.*7.7个月，*HR*=0.6（95% *CI* 0.4～0.9），*P*=0.0070。在PRiDe中KPS的分析还表明，较高的KPS与较长的OS相关，且KPS通常是衡量肿瘤大小的方法。与开始TTFields治疗之前接受过贝伐单抗治疗的患者相比，未接受贝伐单抗治疗的患者的生存期明显更长，其中位OS分别为

13.4 个月和 7.2 个月，*HR* =0.5（95% *CI* 0.4 ～ 0.7），*P* ＜ 0.0001；接受过贝伐单抗治疗的 PRiDe 患者中有 55.1% 的中位 OS 短于 7.2 个月。先前接受贝伐单抗治疗的患者生存期较短，可能是由于获得性肿瘤耐药及在肿瘤进展时出现更具侵略性的表型所致。此外，在接受贝伐单抗治疗时进展的复发性 GBM 肿瘤患者通常因具有耐药性而导致随后的细胞毒性化疗难以治疗，其 OS 中位数仅为 2.7 个月。应该注意的是，贝伐单抗和 TMZ 在复发性 GBM 的临床试验中提到的许多长期生存样本包括小样本，并没有随机分组。PRiDe 的结果及先前在 EF-11 试验中报道的结果表明，TTFields 治疗使复发性 GBM 患者临床获益。

上述结果表明，在临床实践环境中，TTFields 治疗具有较高的患者耐受性和良好的安全性。同时，与 EF-11 试验相比，在 PRiDe 中未检测到新的不良反应。与 TTFields 治疗相关的不良反应仍然是电极片下方头皮上的皮肤反应，表现为刺激和热感。当电极片与皮肤之间的接触不理想时，这些不良反应就会发生。头发生长也会引起这些不良反应，重新剃头可以在皮肤和电极片之间重新建立最佳接触，从而减少皮肤的不良反应。与化学疗法相关的全身性不良反应（如胃肠道、血液学和感染性不良事件）在 PRiDe 中很少见。

64. TTFields 在 GBM 中的健康相关生存质量评估

EF-14 研究还纳入了健康相关生存质量评估，但随访 3 个月时，对 HRQoL 评估的依从性从基线的 91.9% 降至 65.8%（655个活着的患者中的 431 个）、降至 12.7%（473 个活着的患者中的 197 个）。与基线相比，TTFields-TMZ 组的患者和 TMZ 组的患者报告的总体健康状况（身体状况）分别为 53.5% 和 38.0%（P=0.001），疼痛分别为 56.8% 和 35.9%（$P < 0.001$），腿部无力分别为 58.7% 和 42.0%（P=0.001）。但总体而言，结合这些所有参数，HRQoL 量表治疗组之间均无显著差异，表明治疗组与无肿瘤进展者之间的 HRQoL 相似。除了 TTFields 中某些个体出现头皮瘙痒的症状外，两组之间并没有出现显著的差异。放疗完成后的胶质母细胞瘤患者与所有人群相比较，临床上均表现为与临床相关的较差功能或更多症状如疼痛等。从整体健康状态、身体功能、情绪功能、疼痛，以及腿部无力等评估来看，TTFields-TMZ 组结果更好，并且不影响角色与社会功能。因此，TTFields 在后续治疗中并不会给患者带来除了头皮瘙痒之外生存质量的不良影响。但该评估具有一定的局限性，即许多癌症临床试验中的一个普遍问题——缺少 HRQoL 数据。在随访期间，这种缺失尤为明显，这妨碍了纵向数据分析。具有更好预后因素和良好治疗反应的患者将在后期阶段中过多代表群体。

另外，某些常用的辅助性药物可能对肿瘤电场治疗有不利影响。免疫抑制类药物，如地塞米松和依维莫司都被发现对采用肿瘤电场治疗患者的生存有不利影响。因此，采用电场疗法的患者需要避免使用地塞米松或者其他的免疫抑制剂。

65. TTFields 应用中存在的问题

TTFields 治疗仪通过非侵入式换能器连接到患者病灶表皮投影处皮肤传递电场。电场发射器连接到便携式电池（总重约 1.2 千克）上，以便家中连续使用。对于 GBM 患者，必须每 3 ～ 4 天剃发一次，这样电极片才可以以最小表面阻力置于皮肤上。TTFields 治疗建议患者每天接受至少 18 小时的治疗，可根据个人需要短暂暂停设备。

TTFields 的非均质性接近胞质分裂可导致带电分子和细胞器的介电电泳并最终导致有丝分裂破坏，因此将 TTFields 与有丝分裂轴对齐至关重要。

同时，TTFields 递送的电场场强受电场矢量方向影响，为了解决肿瘤组织内细胞分裂轴各异降低 TTFields 疗效的问题，可通过两组电极片顺序递送正交与垂直场达到最大化 TTFields 递送包含肿瘤细胞的数目。在 GBM 中，患者 MRI 数据用于个体化定位换能器放置位置，以最大化靶组织处的场强。具体通过使用有限元分析法（finite element analysis）生成的虚拟计算机模型来执行向头部（或其他解剖区域）递送 TTFields 的模拟环境。以根据患者个体化的结构来优化 TTFields 的设置，分析不同位置、不同量所产生的场强分布和角度，以达到最佳的疗效。

已有的研究表明 TTFields 并未显示高级别系统毒性，目前最常见的不良反应为电极片放置部位的轻度至中度皮炎，这种反应很可能是多种因素综合作用的结果，包括持续潮湿、皮肤散热不佳、水凝胶和医用胶带成分的化学刺激，以及 TTFields 可能抑制皮肤中的正常上皮细胞增生。

在 TTFields 治疗复发和新诊断的 GBM 患者中该不良反应发生率分别为 16% 和 43%，时间范围为 2 ～ 6 周。治疗策略取决于不良反应的类型，包括过敏性和刺激性皮炎、机械性病变、溃疡和皮肤病变，治疗通常为局部涂抹皮质类固醇乳膏，局部和口服抗生素，以及从黏合或受压处分离受影响皮肤。大多数这些皮肤不良反应可以通过适当的剃须技术、皮肤护理和电极片移位来预防，有效的皮肤护理策略可以最大限度地提高患者对 TTFields 治疗的依从性，并在治疗过程中保持患者的生活质量。迄今为止进行的多项临床试验均未报道过治疗患者数年内由 TTFields 引起的其他相关严重不良反应。未来可能会报道 TTFields 的长期不良反应，但目前研究表明患者耐受 TTFields 良好。

多种社会和临床因素有助于培养患者对 TTFields 治疗的依从性。尽管 TTFields 是非侵入性的，并且设备旨在日常活动中保持患者的正常活动，但是与全身疗法相比，启动 TTFields 治疗仍需要一些生活方式上的改变。有些患者可能不愿意每次更换电极片都要剃头，而将电极片戴在剃过的头上，可能会使某些患者产生自我意识，引起他们对病情的注意。拥有 TTFields 治疗经验的医疗保健提供者可以为患者提供将其日常生活化的帮助。TTFields 与口腔癌治疗方案类似，在家庭和门诊中对患者进行管理，患者及其护理人员的依从性极其重要。患者、医疗保健提供者，以及与治疗相关的因素可有助于改善治疗方案的依从性。与患者相关的因素包括身体限制、心理问题和社会问题，如宗教、文化因素及缺乏系统支持等。医疗保健提供者还可能由于与患者的沟通不良和关系紧张，以及无法为患者选择最佳治疗方案而对患者依从性产生负面影响。当考虑对 GBM 患者进行 TTFields 治疗时，良好的家庭支持系统至关重要。患者应至少有一名支持人员，可以协助设备操作，对不良事件进行处理，对头皮进行维护，并对电极片进行放置。有认知问题或表现不佳的患者不建议在没有家庭支持的情况下接受 TTFields 治疗。但是，当前的研究表明依从性与 KPS 和年龄无关，可以作为 PFS 和 OS 的预测指标，与这一建议相矛盾。影响依从性的与治疗相关的因素包括复杂的治疗方案、伴随治疗和不良反应。TTFields 与全身性不良反应无关，并且不太可能影响伴随的全身性治疗。

66. 展望

　　GBM 由于期恶性程度较高、复发率较高、传统化疗疗效局限而迫切期待一种新的治疗方法，而 TTFields 作为物理治疗方法有扎实的理论基础和研究，兼具对肿瘤细胞的特异性，以及患者可耐受的不良反应。已有的临床研究表面，初诊 GBM 采用 TMZ 结合 TTFields 的治疗方式优于单纯使用 TMZ。对于复发的 GBM，TTFields 使得患者获得更长的 PFS 及 OS，且未给患者带来过多不良反应，从而使得患者拥有更好的生命质量。

虽然 TTFields 有着不错的应用前景，但是 TTFields 还存在一定的局限去克服，并且有较大改进和提升的空间。其局限性主要包括：长时间佩戴仪器进行治疗（每日治疗时间至少为18 h）、皮炎的发生率较高、依从性难以保证等。采用个性化的治疗方案，为提高临床电场治疗的疗效提供了新的思路，但是需要额外的工作来确定其与临床抗肿瘤功效的相关性。

总而言之，TTFields 是一种创新的非侵入式癌症治疗方法。临床上对于初诊和复发 GBM 的治疗结果证明了它的有效性和安全性。它通过中断细胞分裂来选择性杀死快速分裂细胞。因此，它能广泛应用于包括 GBM 的各类局部肿瘤。除了进一步优化针对 GBM 的治疗方案之外，TTFields 有着治疗其他癌症的广阔前景。

67. 其他物理治疗方法

光动力疗法（photodynamic therapy，PDT）是基于光敏剂及光照的一种治疗肿瘤的有效方法，原理是光敏剂通过血液循环特异性的聚集在胶质瘤肿瘤细胞中，在外源特定波长的光照作用下，激发光敏剂产生光动力学反应，从而产生抑制肿瘤的效果。目前认为，PDT 的光化学反应可以直接导致肿瘤细胞坏死、凋亡；同时可以引起毛细血管内皮细胞损伤及闭塞，导致肿瘤组织缺血、坏死；此外还可影响肿瘤细胞的免疫原性及肿瘤微环境进一步发挥抗肿瘤效应。一项 II 期术中 PDT 治疗脑肿瘤（59.1% 的患者是胶质母细胞瘤）的临床试验结果表明，患者 12 个月的总生存率可高达 95.5%。

激光间质热疗（laser interstitial thermal therapy，LITT）是利用激光产生高温将肿瘤细胞杀死的一种肿瘤治疗方法。随着立体定向及影像技术的进步，经颅插入的 MRI 兼容激光导管可通过磁共振温度成像进行准确热量调控，实现了 LITT 治疗脑肿瘤精确定位及实时监测，并能最大化保护非肿瘤脑组织。对于复发、位置深、不适合手术治疗或标准治疗方案无效的胶质瘤，LITT 被认为是一种潜在的局部治疗方式，其能有效地改善患者预后，提高生活质量，免去开颅肿瘤切除带来的风险，同时缩短了住院时间及降低了住院费用。但该治疗方式的长期有效性，目前仍然在通过严密的随机临床试验进行评估。

聚焦超声声动力疗法由美国弗吉尼亚大学医学院率先创新性提出，使用聚焦超声，用一种能使癌细胞对声波敏感的药物来打击癌细胞，然后用聚焦超声波将其引爆，声波在癌细胞内产生微小的气泡，导致胶质瘤细胞死亡。当然，这些新疗法都需要进一步的临床试验来验证其安全性和有效性。

参考文献

1. 马文斌，何华钰，王裕. 肿瘤治疗电场的研究进展. 中华神经外科杂志，2017，33（3）：308-310.

2. 陈迪康，陈凌，姚瑜 . 神经胶质瘤的电场疗法 . 中国微侵袭神经外科杂志，2018，23（5）：234-237.

3. Wong E.Tumor treating fields therapy for glioblastoma：an update. Glioma，2019，2（2）：61.

4. MUN E J，BABIKER H M，WEINBERG U，et al.Tumor-treating fields：a fourth modality in cancer treatment. Clinical Cancer Research，2018，24（2）：266-275.

5. KIRSON E D，DBALÝ V，TOVARYS F，et al.Alternating electric fields arrest cell proliferation in animal tumor models and human brain tumors. Proc Natl Acad Sci USA，2007，104（24）：10152-10157.

6. Zhu P，ZHU J J.Tumor treating fields：a novel and effective therapy for glioblastoma：mechanism，efficacy，safety and future perspectives. Chinese clinical oncology，2017，6（4）：41.

7. STUPP R，TAILLIBERT S，KANNER A A，et al.Maintenance therapy with tumor-treating fields plus temozolomide vs temozolomide alone for glioblastoma. JAMA，2015，314（23）：2535-2043.

8. STUPP R，TAILLIBERT S，KANNER A，et al. Effect of tumor-treating fields plus maintenance temozolomide vs maintenance temozolomide alone on survival in patients with glioblastoma. JAMA，2017，318（23）：2306-2316.

9. STUPP R，WONG E T，KANNER A A，et al.NovoTTF-100A versus physician's choice chemotherapy in recurrent glioblastoma：a randomised phase Ⅲ trial of a novel treatment modality. European Journal of Cancer，2012，48（14）：2192-

2202.

10. Mrugala M M，Engelhard H H，Tran D D，et al.Corrigendum to "Clinical practice experience with novo TTFields-100A ™ system for glioblastoma：the patient registry dataset（PRiDe）". Seminars in Oncology，2015，42（3）：e33-e43.

11. TAPHOORNM J B，DIRVEN L，KANNER A A，et al.Influence of treatment with tumor-treating fields on health-related quality of life of patients with newly diagnosed glioblastoma. JAMA Oncology，2018，4（4）：495-504.

12. SALZBERG M，KIRSON E，PALTI Y，et al. A pilot study with very low-intensity，intermediate-frequency electric fields in patients with locally advanced and/or metastatic solid tumors. Onkologie，2008，31（7）：362-365.

（张金森　花玮　整理）

出版者后记

Postscript

　　科学技术文献出版社自 1973 年成立即开始出版医学图书，40 余年来，医学图书的内容和出版形式都发生了很大变化，这些无一不与医学的发展和进步相关。《中国医学临床百家》从 2016 年策划至今，感谢 600 余位权威专家对每本书、每个细节的精雕细琢，现已出版作品近百种。2018 年，丛书全面展开学科总主编制，由各个学科权威专家指导本学科相关出版工作，我们以饱满的热情迎来了《中国医学临床百家》丛书各个分卷的诞生，也期待着《中国医学临床百家》丛书的出版工作更加科学与规范。

　　近几年，中国的临床医学有了很大的发展，在国际医学领域也开始崭露头角。以北京天坛医院牵头的 CHANCE 研究成果改写美国脑血管病二级预防指南为标志，中国一批临床专家的科研成果正在走向世界。但是，这些权威临床专家的科研成果多数首先发表在国外期刊上，之后才在国内期刊、会议中展现。如果出版专著，又为多人合著，专家个人的观点和成果精华被稀释。为改变这种零落的展现方式，作为科技部所属的唯一一家出版机构，我们有责任为中国的临床医生提供一个系统展示临床研究成果的舞台。为此，我们策划出版了这套高端医学专著——《中国医学临床百家》丛书。

"百家"既指临床各学科的权威专家，也取百家争鸣之义。

丛书中每一本书阐述一种疾病的最新研究成果及专家观点，按年度持续出版，强调医学知识的权威性和时效性，以期细致、连续、全面展示我国临床医学的发展历程。与其他医学专著相比，本丛书具有出版周期短、持续性强、主题突出、内容精练、阅读体验佳等特点。在图书出版的同时，同步通过万方数据库等互联网平台进入全国的医院，让各级临床医师和医学科研人员通过数据库检索到专家观点，并能迅速在临床实践中得以应用。

在与作者沟通过程中，他们对丛书出版的高度认可给了我们坚定的信心。北京协和医院邱贵兴院士说"这个项目是出版界的创新……项目持续开展下去，对促进中国临床学科的发展能起到很大作用"。中国人民解放军第二军医大学孙颖浩校长表示"我鼓励我国的泌尿外科医生把自己的创新成果和宝贵的经验传播给国内同行，我期待本丛书的出版"；北京大学第一医院霍勇教授认为"百家丛书很有意义"。我们感谢这么多临床专家积极参与本丛书的写作，他们在深夜里的奋笔，感动着我们，鼓舞着我们，这是对本丛书的巨大支持，也是对我们出版工作的肯定，我们由衷地感谢作者的支持与付出！

在传统媒体与新兴媒体相融合的今天，打造好这套在互联网时代出版与传播的高端医学专著，为临床科研成果的快速转化服务，为中国临床医学的创新及临床医师诊疗水平的提升服务，我们一直在努力！

科学技术文献出版社

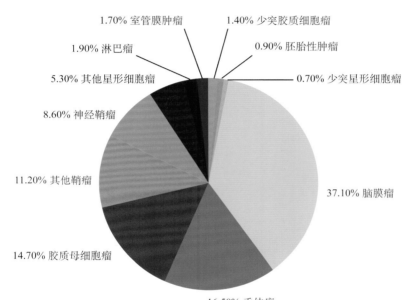

1.70% 室管膜肿瘤   1.40% 少突胶质细胞瘤
1.90% 淋巴瘤   0.90% 胚胎性肿瘤
5.30% 其他星形细胞瘤   0.70% 少突星形细胞瘤
8.60% 神经鞘瘤
11.20% 其他鞘瘤   37.10% 脑膜瘤
14.70% 胶质母细胞瘤
16.50% 垂体瘤

n=392 982 垂体瘤

彩插 1　神经系统肿瘤的分布（见正文 P003）
（总例数 392 982，数据来源：CBTRUS 2011—2015 年）

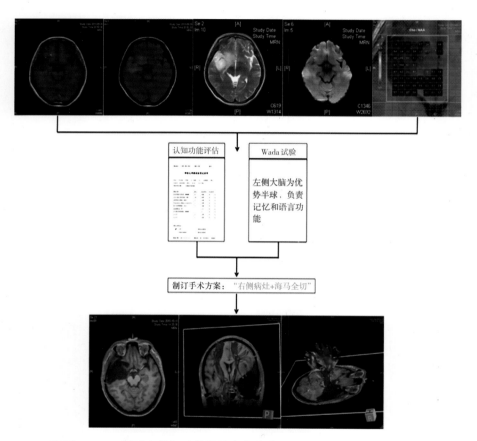

彩插 2　Wada 试验和认知功能评估在临床病例中的应用（见正文 P153）